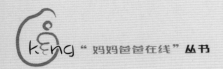

"妈妈爸爸在线"丛书

宝宝不生病的秘密

——儿童免疫性疾病的认识与防治

陈同辛　金莹莹　编著

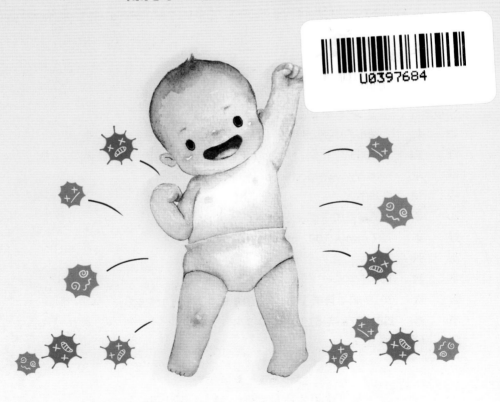

世界图书出版公司

上海·西安·北京·广州

图书在版编目(CIP)数据

宝宝不生病的秘密：儿童免疫性疾病的认识与防治 / 陈同辛，金莹莹编著. —上海：上海世界图书出版公司，2019.4

（妈妈爸爸在线丛书）

ISBN 978-7-5192-6076-7

Ⅰ.①宝… Ⅱ.①陈… ②金… Ⅲ.①免疫性疾病—防治 Ⅳ.①R593

中国版本图书馆CIP数据核字（2019）第046060号

书　　名	宝宝不生病的秘密——儿童免疫性疾病的认识与防治
	Baobao Bu Shengbing de Mimi——Ertong Mianyixing Jibing de Renshi yu Fangzhi
编　　著	陈同辛　金莹莹
责任编辑	沈蔚颖
插　　图	刘绮黎
封面设计	庞　婕
出版发行	上海世界图书出版公司
地　　址	上海市广中路88号9-10楼
邮　　编	200083
网　　址	http://www.wpcsh.com
经　　销	新华书店
印　　刷	上海景条印刷有限公司
开　　本	787 mm × 1092 mm　1/16
印　　张	7
字　　数	100千字
版　　次	2019年4月第1版　2019年4月第1次印刷
书　　号	ISBN 978-7-5192-6076-7/R · 493
定　　价	39.80元

前　言

很多家长都有这样的困惑和烦恼，为什么宝宝一会儿发热，一会儿拉肚子，一会儿咳嗽……经常需要跑医院，医生的诊断也是多种多样，这次是支气管炎，下次是肺炎，再下次是疱疹性咽峡炎、流行性感冒……尤其是入园和上学后，每个月都生好几次病，这次刚刚好，去学校没几天，又被传染了，真是让人头痛啊！尤其现在的父母面临多重压力——工作上的、家庭中的，频繁向领导请假，耽误工作不说，照顾生病的宝宝也真是心力交瘁。所以，很多家长都渴求一种方法或者药物可以让宝宝不生病，哪怕少生病也行。可怜天下父母心，我们只想说，宝宝不生病是不可能的，但是少生病是完全可以通过努力做到的。应当说——生病其实是宝宝和病原体抗争的一个过程，在这个过程中宝宝的免疫力会得到提高并日趋成熟，再次感染时便不会有很严重的症状。但是，家长需要学会区分，哪些病情是可以在家休息，症状会逐渐减轻；哪些是必须去医院就医治疗的。

免疫力是一个抽象的概念，好多家长都知道，免疫力是宝宝不生病的基础。然而，对于免疫力究竟包括哪些方面，如何提高免疫力，从而提高宝宝的抗病能力，家长们往往是一头雾水。

作为一名资深免疫科医生，多年的临床经历，使笔者对免疫系统疾病有了很深的认识，从众多免疫功能低下的宝宝中筛查出很多患免疫缺陷疾病的患儿，使这些患儿得到了及时的诊断和救治，提高了他们的生存率，同时也让自己积累了丰富的临床经验。但是，国内对免疫缺陷疾病的认识仍然非常不足，以至于很多宝宝在确诊之前即因重症感染而夭折，失去了治疗的机会，让人非常痛心和惋惜。虽然，我们已竭尽全力提高基层医生对该类疾病的认识，但仅凭医生一己之力，尚无法使患有免疫缺陷的宝宝早日确诊。如何能甄别这部分宝宝，使之得到及时的诊断和治疗，需要医生和家长共同努力。家长若能对免疫缺陷宝宝的临床表现有所认识，对于早期诊断这部分宝宝将大有裨益。

针对家长的困惑和疑问，本书将从三方面进行释疑：第一章介绍了人体免疫系统的组成以及免疫系统的主要功能；第二章、第三章帮助家长学习甄别免疫功能低下和免疫缺陷，并介绍常见的免疫缺陷疾病；第四章提供了一些提高宝宝免疫力的方法，使宝宝少生病。

千里之行，始于足下。我们深感，这条路任重而道远，希望通过医生和家长的不懈努力，为我们的孩子筑起一道健康的防火墙，使每个宝宝都尽量少生病，健康快乐地成长。

成书仓促，虽然我们已尽全力排查谬误，但难免有不当甚至错误之处，敬请批评和指正。

陈同辛

上海交通大学医学院附属上海儿童医学中心

免疫科主任医师

2019年1月

目　录

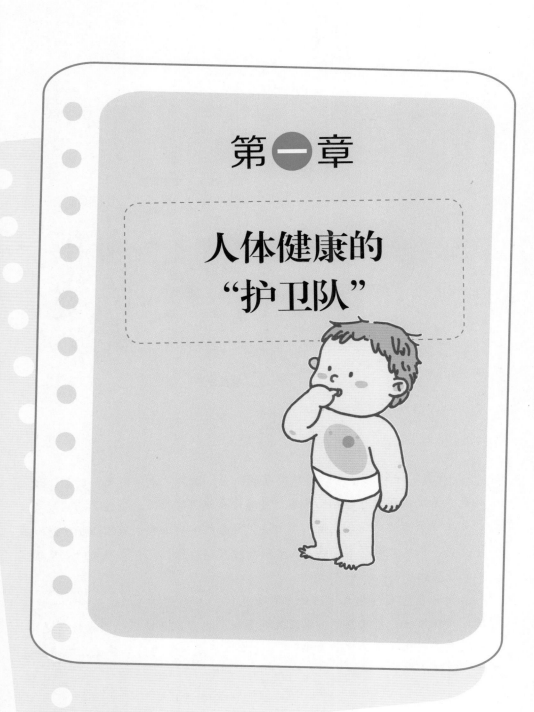

第一章

人体健康的 "护卫队"

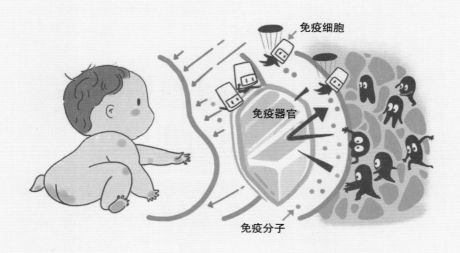

免疫细胞

免疫器官

免疫分子

　　"免疫"一词源于人们同传染病的斗争，取其"免除疫病"之意，指机体免疫系统识别自身与异己物质，并通过免疫应答排除抗原性异物，以维持机体生理平衡的功能。免疫从本质上讲是指机体的一种生理性保护功能。通俗点说，机体之所以不得病，或者得病后可以痊愈，完全依赖我们免疫系统的免疫功能。

　　免疫系统是人体九大系统（呼吸系统、消化系统、循环系统、血液系统、神经系统、免疫系统、泌尿生殖系统、内分泌系统和运动系统）之一。免疫系统好比人体的"防火墙"，其主要功能是区分自身和异己，并清除异己，维持机体生理平衡。

一、人体免疫系统的组成部分——免疫器官

免疫系统主要由三部分组成：免疫器官、免疫细胞和免疫分子。如果把免疫系统比作一个国家，那么免疫器官好比国中城池，免疫细胞是战斗的军队，而免疫分子既是作战的武器，同时也充当信使的功能，负责传递信号。

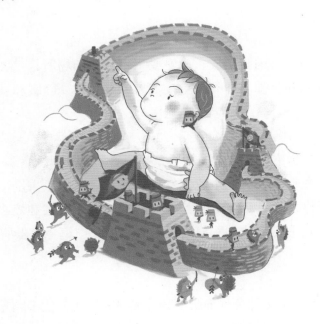

免疫系统的组成与分类

免疫系统的组成	分　　类
免疫器官	中枢免疫器官：胸腺、骨髓 外周免疫器官：淋巴结、脾脏、黏膜相关淋巴组织
免疫细胞	固有免疫：吞噬细胞（中性粒细胞和巨噬细胞）、树突状细胞、 　　　　　NK细胞（自然杀伤细胞） 特异性免疫：T淋巴细胞、B淋巴细胞
免疫分子	免疫球蛋白、细胞因子、补体和细胞膜表面分子等

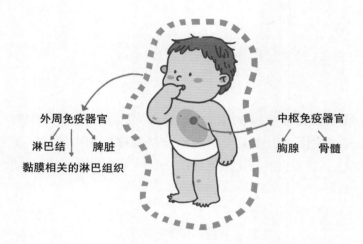

免疫器官是免疫细胞生成、成熟或集中分布的场所，主要包括中枢免疫器官（胸腺和骨髓）和外周免疫器官（淋巴结、脾脏和黏膜相关的淋巴组织）。

✦ 1. 中枢免疫器官

它是免疫细胞生成和成熟的场所，相当于"战前训练营"，士兵修炼本领的场所。免疫细胞在此生成、发育成熟，一旦外敌入侵，则加入战斗。它之所以称为"中枢免疫器官"，也是显示其重要性和核心性，好比清朝设置的负责上传下达的军机处，意义重大。中枢免疫器官主要包括胸腺和骨髓。

（1）胸腺

它是T淋巴细胞（见免疫细胞部分）成熟的场所，位于胸骨后，心脏上方，呈灰赤色，扁平椭圆形，分左、右两叶，由淋巴组织构成，新生儿期重15～20 g，之后逐渐增大，青春期可达30～40 g，青春期后逐渐退化，被脂肪组织所代替。胸腺组织对放射线敏感，宝宝出生后第一次拍摄的胸片可看到楔形影子分布于胸骨两侧，心影上方，反复X线照射可使胸腺萎缩。

（2）骨髓

它是人体内的造血组织，位于长骨的髓腔及所有骨松质内。骨髓不但是主要的造血器官，还是重要的免疫器官。造血干细胞在免疫活性分子的作用下可分化成不同种类的免疫细胞，并逐渐成熟，在某些细胞因子的刺激下释放到外周血液。我们都知道，有些血液系统疾病如白血病需要骨髓移植治疗，正是抽取骨髓中的造血干细胞，输注给患儿。

✦ 2. 外周免疫器官

它是成熟淋巴细胞定居的场所，你可以将它看成国家的城市，分布于全身各处，主要包括淋巴结、脾脏和黏膜相关的淋巴组织。

（1）淋巴结

淋巴结有浅表和深部之分。所谓浅表，顾名思义，就是能摸得到的，主要分布在浅表的凹陷隐蔽处，如颈部、腋下或腹股沟（大腿根部）；深部淋巴结多成群分布在器官的门部，也就是进出器官血管的周边，如肺门淋巴结，以及B超检查经常提到的肠系膜淋巴结。

淋巴结通过淋巴管道与体内其他淋巴结相通，构成体内的淋巴系统。淋巴系统是连接血液中的淋巴细胞、淋巴组织和其他淋巴器官的桥梁和纽带，就像人体免疫系统的高速公路，一旦有外敌入侵，淋巴细胞和淋巴因子首先通过"高速公路"快速到达感染部位，对病原体进行杀伤和清除。

（2）脾脏

胚胎时期的造血器官，自骨髓开始造血后，脾脏演变成人体最大的外周免疫器官。脾脏位于腹腔左上方，为暗红色，上缘较锐，有2～3个切痕，而下缘则相对钝厚。成人的脾脏重150～200 g。正常情况下，脾无法被触及，肿大的脾则容易被触到。脾脏非常柔软，质地脆，因此，外伤时（如车祸等）特别容易破裂。

脾脏有过滤血液的功能。边缘区和脾索是滤血的主要场所。脾内的大量巨噬细胞可以清除衰老的血细胞（比如红细胞）、抗原和异物。通俗地讲，脾脏就像一个过滤器，将血液中人体产生的垃圾过滤出去。另外，侵入人体血内的抗原，可在脾内激发免疫反应。脾还能够储藏血液，人体脾脏可以储存约40 ml的血液。胚胎发育早期，脾有造血的功能，但出生后脾的造血功能基本消失，仅在部分条件（比如人体出现严重造血障碍时）刺激下才能够恢复。

（3）黏膜相关的淋巴组织

主要指呼吸道、胃肠道及泌尿生殖道黏膜的淋巴组织，扁桃体和阑尾亦属此类。人体黏膜的表面积约为 $400 \ m^2$，是病原体入侵机体的主要途径，也是人体的第一道防线，是重要的防御屏障，也是局部免疫应答的主要场所，它就像一座城池的护城河，是敌人入侵的必经之路，起着天然的屏障作用。

二、人体免疫系统的组成部分——免疫细胞

免疫细胞在骨髓生成，分化成为不同类别的免疫细胞，并经过胸腺组织的进一步锤炼，发育成熟，定居在外周免疫器官中并释放入血。

血液中的细胞大致可分为三大类：白细胞、红细胞和血小板。白细胞又分为粒细胞、淋巴细胞和单核细胞。粒细胞再细分为中性粒细胞、嗜酸性粒细胞和嗜碱性粒细胞；淋巴细胞再细分为T淋巴细胞、B淋巴细胞以及NK细胞（自然杀伤细胞）；单核细胞包括单核细胞、巨噬细胞和树突状细胞。根据免疫细胞所行使功能的不同，将吞噬细胞（包括中性粒细胞和巨噬细胞）、树突状细胞、NK细胞、嗜酸性粒细胞和嗜碱性粒

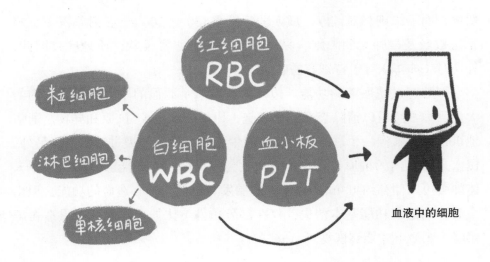

血液中的细胞

细胞归于固有免疫的组成细胞，而将T淋巴细胞和B淋巴细胞归为适应性免疫应答细胞。简单地讲，可以将这些细胞认为是军队的不同兵种，各司其职，兵种不同，其功能和杀伤力不一样。白细胞主要功能是免疫和防御作用，时刻防止外来病原体和异物对机体的损害。它就像警察一样，时刻守护在机体的每一个地方，监视着外来的敌人，一旦有外来入侵者，它们会前赴后继与之进行殊死搏斗。

✦ 1. 中性粒细胞

中性粒细胞是军队里最勇猛的战士，与其他兵种相比，它们最大的特点就是跑得快、杀伤力强，而且会在第一时间奔赴现场。它们常年在人体血管里巡逻，有的顺着血液循环在血管里来回转，有的站在血管壁上放哨，时刻瞭望着全身各处组织的安危。当致病菌入侵身体的某个部位时，站在血管壁上的中性粒细胞就能迅速"认出"这些坏家伙。一旦发现敌人入侵，中性粒细胞便释放信号，火速集结，一个接一个穿过血管壁，快马加鞭地奔向炎症发生地。到达局部炎症组织后开始与敌人交战，接下来，中性粒细胞分泌出水解酶、杀菌蛋白等杀菌物质来强行消化细菌。在吞下一个又一个细菌后，中性粒细胞逐渐体力不支，自身也裂解了，然后大量的溶酶体把这些坏死组织都溶解掉了，于是形成脓液。激烈的战斗消耗了大量的中性粒细胞，睿智的机体会马上派出后备军支援，骨髓内储存的中性粒细胞会大量释放到血液中，而使血液中的中性粒细胞显著增多，从而有利于更多的中性粒细胞奔赴前线。

✦ 2. 巨噬细胞

体内另外一种具有吞噬功能的细胞是巨噬细胞。这种细胞之所以称为巨噬细胞，主要和这种细胞的功能特点相关。这种细胞体型庞大，同时具有吞噬功能，不仅能像中性粒细胞一样清除病原体，巨噬细胞还是人体的"清道夫"，一旦有敌人被毁灭或有细菌入侵，巨噬细胞就会帮助人体先把它包围、吞噬，再把它清除掉，它是人体免疫的后备攻击手。虽然它们在损伤部位发挥关键作用，但一旦任务完成，就需要尽快撤离，结束炎症反应，否则可能导致免疫性组织损伤。因此，免疫应答的适度和平衡非常重要，过犹不及就是这个道理。

✦ 3. 树突状细胞

顾名思义，因细胞成熟时伸出许多树突样或伪足样突起而得名。病原体进入机体后，不能直接被识别为外来入侵者，树突状细胞便相当于病原微生物的加工器，其主要功能就是把这些病原体分解加工后，做上标记，同时上报给"上级"——T淋巴细胞。

✦ 4. T淋巴细胞

因其在胸腺成熟，又称为胸腺依赖的淋巴细胞，之所以称为T淋巴细胞（也称T细胞），主要是取胸腺英文单词（thymus）第一个字母来命名。T淋巴细胞来源于骨髓的多能干细胞（胚胎期则来源于卵黄囊和肝）。在人体胚胎期和初生期，骨髓中的一部分多能干细胞或前T细胞迁移到胸腺内，在胸腺激素的诱导下分化成熟，成为具有免疫活性的T细胞。成熟的T细胞经血流分布至外周免疫器官的胸腺依赖区定居，并可经淋巴管、外周血和组织液等进行再循环，发挥细胞免疫及免疫调节等作用。T细胞的再循环有利于其广泛接触进入体内的抗原物质，加强免疫应答，长期保持免疫记忆。T细胞的细胞膜上有许多不同的标志，主要是表面抗原和表面受体，其标志性的分子是CD3。T淋巴细胞接到树突状细胞传递的信息后，将其整合，进一步上报B淋巴细胞。

什么是 CD 分子？

分化抗原群（cluster of differentiation，CD），淋巴细胞在分化成熟过程中，不同的发育阶段和不同亚类的淋巴细胞可表达不同的分化抗原，这是区分淋巴细胞的重要标志。所以，1986年世界卫生组织命名委员会建议应用大写字母CD来统一命名白细胞分化抗原，包括淋巴细胞和其他白细胞。目前已经鉴定出CD抗原200余种。CD分子大都是穿膜的蛋白或糖蛋白,"锚"在细胞膜上。简单讲,CD分子就是细胞特异性的表面标记,就像一个人的长相,是区分不同个体的特征性标志。

CD分子就像情报员,通过与其他细胞接触识别,参与机体重要的生理和病理过程。例如:① 免疫应答过程中免疫细胞的相互识别,免疫细胞抗原识别、活化、增殖和分化,免疫效应功能的发挥;② 造血细胞的分化和造血过程的调控;③ 炎症发生;④ 细胞的迁移,如肿瘤细胞的转移。

✦ 5. B淋巴细胞

成熟的B淋巴细胞(也称B细胞)主要定居于淋巴结皮质浅层的淋巴小结以及脾脏的红髓和白髓的淋巴小结内,其标志性的分子是CD19。B细胞在收到T细胞的信号后,变身为浆细胞,浆细胞可合成和分泌抗体(免疫球蛋白),抗体可对抗细菌,并将其清除。

✦ 6. NK细胞

NK细胞即自然杀伤细胞,它是机体重要的免疫细胞,其标志性的分子是CD16/56,主要与抗病毒和抗肿瘤有关,同时参与免疫耐受,即"不杀自己人"的机制。

三、人体免疫系统的组成部分——免疫分子

主要包括免疫球蛋白、细胞因子、补体和细胞膜表面分子等,是细胞与细胞之间或细胞与组织器官之间的信使,可以传递信号。

✦ 1. 免疫球蛋白

对于免疫球蛋白人们可能比较陌生,但它的另外两个名字你一定不

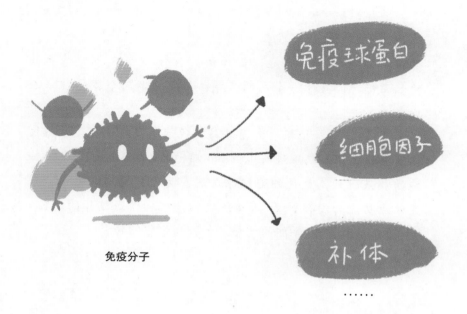

免疫分子

会陌生，那就是丙种球蛋白（简称"丙球"）和抗体。

丙种球蛋白（又称 γ-球蛋白）是指外源性免疫球蛋白，取健康献血者的新鲜血浆或保存期不超过2年的冰冻血浆，用低温乙醇蛋白分离法分段沉淀提取免疫球蛋白组分，经超滤或冷冻干燥脱醇、浓缩和灭活病毒等工序制得，其免疫球蛋白纯度应不低于90%。然后配制成蛋白浓度为10%的溶液，加适量稳定剂，除菌过滤，无菌灌装制成。外源性免疫球蛋白之所以被称为"丙种球蛋白"，主要是因为 γ-球蛋白是人体免疫球蛋白最主要的组成部分。球蛋白是一种存在于人体中的血清蛋白，是一种常见的蛋白，基本存在于所有动植物体中。

抗体是指内源性免疫球蛋白，是那些曾经与敌人交战后产生的针对特定病原体的免疫球蛋白。有人可能会兴奋地说，这个我知道，宝宝打疫苗后就会产生抗体。完全正确！而且这个抗体是特异性的，就是打了水痘疫苗，产生针对水痘的抗体，而不是麻疹抗体。

这些抗体就像是军队的巡航导弹，它们能够辨认敌人、记住敌人，一旦有入侵者被它发现了，它就会一直追击，直到把敌人消灭为止。

人体的免疫球蛋白主要包括IgG、IgA、IgM、IgE和IgD。读到这里，可能有人会问，孩子查过免疫功能，化验单上只有前面4种，最后的IgD怎么没有？这是因为IgD仅在B淋巴细胞发育过程中出现，而且其半衰期相当短，只有3天，如昙花一现，外周血中大部分是成熟的B淋巴细胞和记忆型的B淋巴细胞，因此不能检测到IgD。IgG、IgA、IgM和IgE是外周血中可以检测到的内源性免疫球蛋白，由B淋巴细胞分化为浆细胞生成，各自行使其职能。

（1）免疫球蛋白G（IgG）

IgG在胚胎12周末时开始合成，但整个胚胎期含量不多。新生儿血液中的IgG主要来自母体，出生时脐血IgG水平甚至可高出母亲的血清IgG水平，这对于婴儿出生后数月内防御某些细菌及病毒感染至关重要。出生3个月后，婴儿IgG合成能力增加，但来自母亲的IgG大量衰减，至6个月时全部消失，此时宝宝容易感染病菌。到6～7岁时，其在血清中的含量才接近成人水平。正常情况下，IgG占外周血总免疫球蛋白的75%～80%，是免疫球蛋白大队的主力军，且可以通过胎盘。因此，胎儿在子宫里的时候，妈妈就可以通过传递IgG给胎儿，增加其抗病能力，使宝宝在宫内健康成长。

（2）免疫球蛋白M（IgM）

IgM又被称为"M君"，其体格比较庞大，因此它是不能通过胎盘的。胎儿自身合成的IgM量极少，婴儿出生后3～4个月时其血清中的含量仅为成人的50%，1～3岁时才达成人的75%。正常情况下，IgM占外周血总免疫球蛋白的5%～10%，我们常说的血型抗体就属于IgM，如果血型不合进行输血，可导致红细胞破裂，后果严重。IgM是人体生长发育过程中最早合成和分泌的免疫球蛋白，是机体抗感染的"先头部队"。

（3）免疫球蛋白A（IgA）

IgA也是不能通过胎盘的，新生儿血清IgA含量很低。血清型IgA于出生后3个月开始合成，1岁婴儿血液中IgA浓度仅为成人水平的20%，至12岁才达成人水平。IgA是黏膜局部抗感染的重要因素，新生儿及婴幼儿期IgA水平很低，1岁时仅为成人的3%，12岁时达成人水平。新生儿及婴幼儿IgA水平低下是其易患呼吸道感染和胃肠道感染的重要原因。与以上两种免疫球蛋白不同的是，IgA的战场不在血液，而在黏膜。黏膜就是我们的口腔、胃肠道等的表皮。另外，在人类乳汁尤其是初乳（7天内的母乳）、唾液和泪液中IgA含量很多。IgA之所以分布在黏膜，主要是它可以阻止病原体黏附到黏膜细胞表面，因此IgA是机体抗感染的"边防军"，也是第一道防线。

（4）免疫球蛋白E（IgE）

IgE是正常人体内含量最少的免疫球蛋白，血清浓度极低，主要由黏膜下淋巴组织中的浆细胞分泌。IgE主要与过敏性疾病和寄生虫感染密切相关，IgE可与体内的肥大细胞或嗜碱性粒细胞结合，促进这两种细胞释放过敏物质，引起过敏反应。

✦ 2. 细胞因子

由免疫细胞分泌的小分子蛋白质，是细胞与细胞之间或细胞与组织器官之间相互作用的桥梁和纽带，充当了"信号兵"的角色，由于分子质量小，灵活而灵动，可以流动于血液中，穿梭于细胞间，形成了十分复杂的细胞因子调节网络，参与人体多种重要的生理功能。

（1）干扰素

干扰素是由干扰素诱生剂（包括病毒、细菌和某些化学合成物质）刺激机体细胞后产生的一种糖蛋白，正常细胞一般不自发产生干扰素。干扰素可分3种类型：IFN-α、IFN-β、IFN-γ。它不仅具有抗病毒、抗肿瘤活性，而且具有抑制细胞分裂、调节免疫应答等作用。干扰素是目前所知的发挥作用最快的病毒防御体系，可在极短的时间（几分钟）内使机体处于抗病毒状态，并且让机体在1～3周内对病毒的重复感染都有抵抗作用。

IFN-α/β的主要功能是抗病毒、抗肿瘤，同时具有一定的免疫调节作用，被称为Ⅰ型干扰素。IFN-γ的作用以免疫调节为主，抗病毒作用减弱，被称为Ⅱ型干扰素。

（2）白细胞介素

白细胞介素（IL）是由T淋巴细胞、单核细胞——巨噬细胞所分泌的可溶性细胞因子，具有非特异性发挥免疫调节、参与炎症反应等作用。目前已经被命名的白细胞介素有23种。

白细胞介素的主要功能表现有：促使T细胞和B细胞增殖和分化；增强NK细胞以及单核细胞的杀伤活性；刺激造血细胞参与炎症反应；诱导抗体的产生等。其主要代表为白细胞介素-2，是一种具有广泛生物学活性的细胞因子，能够有效地提高免疫功能，医学上已用于预防和治疗一些常规方法难以治疗的疾病，如肿瘤等。研究表明，外周T细胞接受抗原或有丝分裂原刺激后，可在不同分化发育阶段表达一系列白细胞介素受体（IL-R），如IL-1R、IL-2R、IL-4R和IL-6R等。这些受体与相应配体（即白细胞介素）结合，可促进或诱导T细胞活化、增生、分化和成熟。

✦ 3. 补体

这是一种小分子蛋白质。早在19世纪末，比利时的免疫学家朱尔·博尔代证实，新鲜血液中含有一种不耐热的成分，可辅助和补充特异性抗体，介导免疫溶菌、溶血作用，故称为补体。补体激活后，可在感染细胞或肿瘤细胞表面打孔，使细胞溶解，以此达到消灭细菌或肿瘤的目的。我们常见的很多疾病都与补体系统相关，比如荨麻疹、急性肾小球肾炎以及系统性红斑狼疮等。

四、免疫系统的功能——免疫防御

人体的免疫系统有三大功能：一是针对外来的病原体或异物的抵抗能力，如针对细菌、病毒、支原体、真菌和寄生虫等微生物感染的抗感染能力，对异物的清除能力——免疫防御功能；二是保持机体自身稳定，不对自身组织细胞产生破坏——免疫自稳功能；三对机体自发产生的突变细胞的清除能力——免疫监视功能。

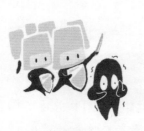

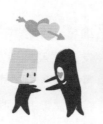

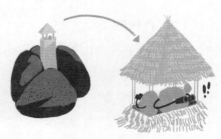

免疫防御　　　　　　　免疫自稳　　　　　　　　　　免疫监视

防止外界病原体（细菌、病毒、支原体、真菌以及寄生虫等）的入侵及清除已入侵的病原体及其他有害物质。通俗地讲，就好比一个国家的国防部队，负责防御外敌入侵或清除已入侵的敌人。免疫防御功能应适度，过弱或过强都会导致免疫功能紊乱；免疫防御功能过低，可发生免疫缺陷病；但若应答过强或时间过长，在清除病原体的同时，又容易导致机体自身的损伤和功能异常。

所谓的免疫防御，其实就是抵御外界病原体，使之无法进入体内，或者及时清除进入体内的病原体。那么，病原体是如何进入机体，又是如何被消灭清除的呢？其实，病原体并没有那么容易就进入机体，它需要突破人体的三道防线。

✦ 1. 人体的三道防线

（1）第一道防线

由皮肤和黏膜构成，它们不仅能够阻挡病原体入侵人体，而且它们的分泌物（如乳酸、脂肪酸、胃酸和酶等）还有杀菌的作用。呼吸道黏膜上有纤毛，可以清除异物；消化道有局部淋巴组织，并可以分泌IgA（免疫球蛋白A），可阻挡甚至清除病原体。

（2）第二道防线

由体液中的杀菌物质（比如可以中和细菌的抗体[①]）和吞噬细胞组成，这道防线是人类在进化过程中逐渐建立起来的天然防御功能，特点是人

———————

① 中和作用是指抗体与特定的抗原结合产生抗原抗体复合物或者细胞集团，然后被吞噬细胞吞噬。——编者注

人生来就有，不针对某一种特定的病原体，对多种病原体都有防御作用，因此叫作非特异性免疫（又称先天性免疫）。多数情况下，这道防线可以防止大部分病原体对机体的侵袭。但是，尽管如此，仍然有部分病原体能够突破这道防线，这就需要第三道防线的防护。

（3）第三道防线

主要由免疫器官（胸腺、淋巴结和脾脏等）和免疫细胞（淋巴细胞）组成。第三道防线是人出生以后逐渐建立起来的后天防御功能，出生后才产生的，特点是只针对某一特定的病原体或异物起作用，因而叫作特异性免疫（又称后天性免疫）。第三道防线更具有针对性，"火力"也更强。

那么，为何我们有三道防线，病原体依然能够进入机体，导致疾病呢？我们的防线是如何被一一突破，病原体进入机体又是如何被清除的呢？在说明这个问题之前，我们首先需要解释一个名词——抗原。

什么是抗原？

抗原是指所有能诱导机体发生免疫应答的物质，简言之，就是细菌、病毒身上特异性的标志。抗原是启动免疫应答的源头，一般是大分子，通常是相对分子质量大于 10 000 的大分子物质，分子量越大，抗原性越强。绝大多数蛋白质都是很好的抗原。为什么抗原物质都是大分子物质呢？这是因为大分子物质能够较长时间停留在机体内，有足够的时间和免疫细胞（主要是巨噬细胞、T 淋巴细胞和 B 淋巴细胞）接触，引起免疫细胞做出反应。如果外来物质是小分子物质，将很快被机体排出体外，没有机会与免疫细胞接触，如大分子蛋白质经水解后成为小分子物质，就失了抗原性。

抗原具有异物性和特异性。

● 异物即非己的物质，异物性是指进入机体组织内的抗原物质，必须与该机体组织细胞的成分不相同。抗原与机体的亲缘关系越远，组织结构差异越大，其异物性越强，免疫原性也越强。1岁以内的宝宝对鸡蛋蛋白过敏的不少，主要是鸡为家禽，与人类亲缘关系远，因此免疫原性强，容易导致过敏的发生。

● 特异性是指抗原刺激机体产生免疫应答及其与应答产物发生反应所显示的专一性，即某一特定抗原只能刺激机体产生特异性的抗体或致敏淋巴细胞，且仅能与该抗体或淋巴细胞发生特异性结合。换言之，淋巴细胞表面的抗原识别受体通过识别抗原决定簇而区分"自身"与"异己"。

✦ 2. 病原体与机体的战斗

病原体进入机体，在体内与我们的免疫系统发生复杂的交战。病原体与机体的战斗结果，取决于双方实力的强弱。机体通过识别病原体的抗原成分，最终将病原体清除，或者被病原体入侵成功，导致疾病。

免疫力是指机体对疾病抵抗力的有无或强弱。人体免疫力的强弱主要依赖机体的免疫功能，此外还受人的年龄、营养状况等因素的影响。人体免疫力分为人体固有的非特异性免疫力和随病原微生物刺激后所产生的特异性免疫力。

非特异性免疫力的发挥包括机体的屏障结构、吞噬细胞、NK细胞和正常体液及组织中的抗菌物质密切配合，共同发挥作用。

特异性免疫力的发挥由两大功能实施完成：其一为体液免疫功能，其二为细胞免疫功能。体液免疫功能具体实施分为：① 循环抗体的免疫作用；② 抗体对病原体生长繁殖的抑制作用；③ 抗体对病原体与黏膜上皮细胞黏附的抑制作用；④ 抗体和补体联合参与的溶菌和溶细胞作用；⑤ 抗体和补体与免疫细胞联合参与的抗感染作用。

体液免疫主要通过生成抗体，对抗细菌感染；而细胞免疫功能主要针对细胞内生存的病原体，如胞内寄生菌、病毒、某些真菌等。

细菌和病毒进入体内被清除的途径不同，在此分别阐述。

（1）细菌入侵人体

当细菌突破第一道皮肤黏膜屏障后进入血液后，血液中的吞噬细胞（中性粒细胞和巨噬细胞）即刻奔赴"战场"。它们在吞噬掉部分病原体后，发现敌人非常强大，援军不断增援。于是，吞噬细胞便发出求救信号，这时树突状细胞首先赶来，在吞噬掉病原体后，经过自身加工，传递信号给T细胞，由它再传递信号给B细胞，B细胞分化成浆细胞，分泌该细菌抗原特异性的抗体，也就是专门针对该细菌的抗体，与之结合，将其清除掉。

（2）病毒入侵人体

病毒相较细菌而言，显得聪明很多，病毒不和正规军正面交战，而是打入内部，选择潜伏下来。病毒进入机体细胞后，通过掩盖自身的身份，伪装成自己人，潜伏在机体细胞内，尽管如此，依然无法逃过我们体内"刑侦人员"的法眼，还是被认出来了。由于其潜伏在我们身体内部，不好直接对其杀害，于是，通过牺牲部分自己人的方式，即通过杀伤自身细胞，将病毒一起清除掉，完成此项任务的正是我们体内的NK细胞和杀伤性的T细胞。

人体发热是清除病原体及其毒素

人体内各种生命活动的进行，最适宜的温度范围是36.5 ~ 37.5℃，因此正常的体温一般认为是37℃左右，但当病原体入侵时人体温度会超过37℃，即所谓"发烧"，这是什么原因造成的呢？

人的体温受大脑的体温调节中枢调节，这就类似于冰箱的温度调节。所不同的是：冰箱的温度一般设定在4℃左右或更低，而人体的温度一般设定在37℃左右。当病毒或细菌侵入人体时，病原体自身的某些成分，或者它们释放出的某些毒素，能刺激免疫细胞产生并释放某些被称为"内源性致热原"的细胞因子，包括IL-6、IL-1、干扰素以及肿瘤坏死因子，这些因子分子量较小，可通过血脑屏障直接作用于体温调节中枢，使体温调定点上升，导致产热增加、散热减少，体温上升。通俗地讲，这些因子会改变大脑的体温调节中枢，使它误认为38℃、39℃或更高才是正常温度，就好比冰箱的设定被调错了，由此产生了人体发热现象。虽然发热时人体会觉得不舒服，但升高的温度对病原体具有一定的抑制作用。发热持续一段时间后，随着病原体及其毒素被清除，免疫细胞不再产生细胞因子，原来产生的也逐渐降解和消失，一度错误设定的温度也又回到了37℃左右，于是体温又恢复了正常。

（3）免疫记忆

我们的免疫系统非常聪明，具有免疫记忆功能。所谓的免疫记忆功能，就是若免疫系统曾对某抗原发生反应，则在下一次同样的抗原刺激时，可发生更强烈的反应。

免疫系统的主要功能是防护微生物病原体。它通过以下两个步骤完成这项功能：首先通过对入侵的病原体产生特异性免疫反应以控制感染，然后将病原体记忆下来，这种记忆功能依赖我们的记忆型T细胞和B细胞。当再次出现相同的病原时，T细胞和B细胞可以针对该病原体迅速产生免疫应答。这种快速的带有记忆性的响应有时可完全阻止疾病，有时可大大降低病原体感染后对机体产生的损伤性。

有关免疫记忆的第一篇文献可以追溯到希腊历史学家修昔底德的记录，他在描述公元前430年在雅典发生的瘟疫时，记录了一句话："同一个人不会遭受两次攻击。"值得注意的是，修昔底德书写关于免疫记忆的详细记录时，当时的人们对免疫系统和细菌是一无所知的。这大概是2 000多年前的人类对免疫系统有了初步的认识，同时也了解到细菌会导致疾病。

免疫记忆是接种疫苗的基础。接种疫苗的目的是诱导机体产生针对病原体的特异性免疫应答。一个理想的疫苗是希望引起与病原体天然感染所诱生的相同程度或更好的免疫应答水平，但由于大部分疫苗都达不到这一水平，通常需要不止一次地给予疫苗接种，以使免疫记忆发生作用，即在再次接触某种病原体时产生更迅速和强烈的反应。

五、免疫系统的功能——免疫监视

✦ 1. 免疫监视是免疫系统最基本的功能之一

免疫系统可监视和识别体内突变、畸变和病毒感染的自身细胞，这些细胞常常是因为机体遭受某些理化因素、病毒侵入或某些未知因素的影响而形成的。

早在1959年，伯内特和托马斯就提出了"免疫监视"的假说，该假说认为免疫系统能够识别并清除恶性肿瘤，从而抑制了肿瘤的发生、发展。

正常情况下，体内的某些免疫细胞能发现并处理（杀伤、销毁）体内经常出现的少量异常细胞。免疫系统通过免疫应答来清除这些细胞以防止肿瘤的发生和清除病毒感染。随时发现和清除体内出现的"非己"成分，如由基因突变发生的肿瘤细胞以及体内的衰老细胞和死亡细胞。

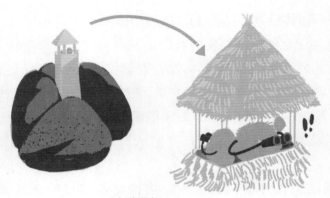

免疫监视

免疫监视功能相当于国家的"监察系统"——检察机关和公安机关，负责监督和规范国民的行为，防止违法犯罪事件的发生。这项功能主要依赖NK细胞和杀伤性的T细胞。当体内某些细胞出现变异，并不断增殖，突变的细胞会发出某些信号，体内的免疫系统可以识别，从而清除发生突变的细胞。机体在免疫监视功能失调时，表现为突变细胞的异常增殖，继而可形成肿瘤，或因病毒不能清除而出现病毒持续感染的状态。

大家都看过谍战片，交战双方往往会在对方安插卧底，而被病毒感染的细胞和肿瘤就是"卧底"，他们使尽浑身解数将自己伪装成敌营的人。我们的免疫系统就好比是火眼金睛的刑侦部门，可以通过某些信息和手段（比如安装窃听器、刑讯以及跟踪监视等），识别出卧底的身份，并将其清除和杀掉，达到清除"异己"的目的。免疫监视功能的强弱取决于双方力量的对比。若机体力量强大，则可以通过该功能将肿瘤杀死或将病毒清除；若机体抵抗力弱，免疫监视功能不强，肿瘤或病毒占上风，机体就会生病。

✦ 2. 免疫监视功能低下会导致病毒长期潜伏

有人可能会有疑问，既然我们的免疫系统有免疫监视的功能，那么为什么还会得肿瘤呢？这是因为，虽然我们的机体有"监察系统"，他们也尽职尽责地在体内进行"巡逻"，但是我们的敌人——肿瘤细胞也是非常聪明的，它们可以长期潜伏，伪装成内部人员，不被发现，从而逃避免疫系统的监视，称为"免疫逃逸"。某些病毒也具有免疫逃逸的功能，比如EB病毒。EB病毒是一种非常聪明的病毒，在急性感染期，主要导致传染性单核细胞增多症，主要表现为发热、眼睛肿、扁桃体发炎，脖子上可以摸到肿大的淋巴结，部分患儿可能出现肝脏损伤。大部分传染性单核细胞增多症预后良好，我们的免疫系统可将其清除，但是也有一些患儿在急性感染期后，体内的EB病毒收敛锋芒，低调地潜伏下来。当宝宝机体免疫力下降的时候，再次发动攻击，并且变本加厉，甚至引起多种肿瘤的发生，如霍奇金病、鼻咽癌和淋巴瘤。

EB 病毒的前世今生

EB病毒（EBV）属γ疱疹病毒亚科成员之一。爱泼斯坦和巴尔两位科学家于1964年首次成功地将非洲儿童Burkitt淋巴瘤细胞通过体外悬浮培养而建株，并在建株细胞涂片中用电子显微镜观察到疱疹病毒颗粒，故命名。EB病毒是一种特异性嗜淋巴细胞性DNA病毒，在人群中广泛传播。

EB病毒具有在体内外专一性地感染人类及某些灵长类B细胞的生物学特性。人是EB病毒感染的宿主，主要通过唾液传播。无症状感染多发生在幼儿，3～5岁幼儿90%以上曾感染EB病毒，90%以上的成人都有病毒抗体。

在临床上，EB病毒不仅可引起传染性单核细胞增多症，并且可使B细胞或上皮细胞转化，引起造血或非造血组织的恶性肿瘤，如伯基特淋巴瘤、鼻咽癌、霍奇金病和淋巴组织增殖性疾病等。

● 传染性单核细胞增多症。传染性单核细胞增多症是一种急性淋巴组织增生性疾病，多见于初次感染EB病毒后发病，其临床表现为发热、咽炎、淋巴结炎、脾大、肝功能异常、外周血中单核细胞和异型淋巴细胞大量增多。急性期后，低热、疲劳可持续6个月之久，正常人预后良好，免疫缺陷患儿如X连锁淋巴组织综合征可出现致死性病变，甚至死亡。

● 儿童恶性淋巴瘤即伯基特淋巴瘤。多见于5～12岁儿童，发生在中非等温热带地区，呈地方性流行。好发部位为颜面、腭部。儿童在发病前已受到EB病毒重度感染，在伯基特淋巴瘤的活检组织中可检出EB病毒的DNA及核抗原。

● 鼻咽癌。鼻咽癌是与EB病毒密切相关的一种常见上皮细胞恶性肿瘤。多发生于40岁以上中老年人，我国南方（广东、广西、福建等）及东南亚国家是鼻咽癌高发区。

已知EB病毒感染时，特异性细胞毒性T淋巴细胞，在控制感染方面起到了重要作用，但是尽管如此，EB病毒在被感染个体体内仍可持续存在，使静止的B细胞发生隐匿感染，这提示EB病毒感染可能造成了宿主免疫的抑制，使EB病毒逃逸了宿主的免疫监视。

六、免疫系统的功能——免疫自稳

✦ 1. 免疫自稳维持体内功能正常运转

免疫自稳是指机体借助于免疫系统内部的自控调节机制，清除衰老细胞、受损细胞和因代谢或损伤而产生的废物，使机体内部保持均衡，继而确保机体各大组织和细胞进行正常的代谢活动。简言之，免疫自稳就是及时把我们身体新陈代谢的老化、受损，或其他原因造成的不能工

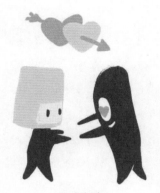

免疫自稳

作的细胞清理掉，保证我们身体工作的细胞都是"年富力强"的细胞，保证我们身体各组织器官有"青春活力"。我们身体的免疫自稳功能，也会把那些老、弱、病、残的细胞统统清理掉。

免疫自稳相当于人体的天平，负责维持体内各项机能的平衡和正常运转，如通过免疫应答清除体内衰老或受损的细胞和其他成分，通过免疫调节网络、免疫耐受机制来维持免疫功能在生理范围内的相对稳定和平衡，即免疫系统对自身的免疫细胞不产生免疫应答，也就是不杀自己人。完成此项任务的主要是NK细胞和调节性T细胞。一旦免疫耐受被打破，免疫调节功能紊乱，就会导致自身免疫性疾病和过敏性疾病的发生。

什么是免疫耐受？

免疫耐受是指免疫活性细胞接触抗原性物质时所表现的一种特异性的无应答状态。通俗地讲，就是我们的免疫系统误把敌人当成自己人了，没有启动杀伤机制，敌我双方达到了和平共处。

免疫耐受在临床上有重要意义。人们企图诱导和维持免疫耐受性来防治超敏性疾病、自身免疫性疾病以及移植物的排斥反应。我们都听说过脱敏治疗，脱敏治疗本身就是诱导免疫耐受的过程。目前国内的脱敏治疗主要用于尘螨过敏的患儿，是逐渐提高螨虫对机体的刺激浓度，通过某些免疫学机制，使得患儿对螨虫逐渐耐受，从而达到不再对螨虫过敏的目的。另外，造血干细胞移植后，往往会应用抗排异的药物，这些药物通过抑制体内的免疫反应，使供体的移植物在受体体内能长期存在，而不被辨识为异物，从而不启动针对该移植物的排异反应。因此，免疫耐受在维持免疫自稳中有重要意义。

✦ 2. 免疫系统贵在平衡

在了解了免疫系统的三大功能后，我们需要认识到，这三大功能是相互协调的，任何一方面功能出现问题，都可能导致宝宝生病。

● 抗感染能力的降低或者轻度的免疫功能低下会出现反复感染；重度的免疫缺陷，则会发生不易治愈的感染。

● 免疫稳定障碍会造成免疫识别出现问题，就会针对自身组织细胞发生攻击破坏，产生自身免疫性疾病，如风湿性疾病、部分血小板减少等。如果是遗传性过敏体质的人，对正常的物质，如牛奶、鸡蛋还会发生过度的免疫反应，发生过敏。

● 免疫监视功能障碍会发生肿瘤或者使病毒在体内持续存在。

需要再次强调，免疫系统是一个统一的整体，任何功能失调（过高或过低），都会导致免疫功能紊乱，因此，免疫功能过强或者过弱，都会对机体造成危害。免疫系统贵在平衡。

那么如何去客观地评价孩子的免疫功能呢？在评估免疫系统之前，需要认识到，免疫系统是逐渐发育的，是不断完善和成熟的，免疫系统的成长和成熟有其"时间点"。

七、宝宝免疫系统发育特点

宝宝出生后，由于各系统的发育还未完全，其免疫系统需要2～3年甚至更长的时间才能被真正激活而发挥作用，所以在这段时间内，宝宝自身的免疫功能相当低，容易被病原体"乘虚而入"。随着宝宝年龄的增长，生长发育不断完善，免疫系统功能也日趋完善。

✦ 1. 免疫系统发育具有年龄阶段性

婴幼儿免疫系统的特点总的来说是发育尚不够完善。宝宝出生前，孕妈妈体内的IgG可通过胎盘传给胎儿，于是出生后6个月以内宝宝有母体带来的IgG以及自身产生的IgG等，此段时间内患感染性疾病较少，主要是被动免疫起作用。6个月以后，母体来源的免疫球蛋白消耗殆尽，其本身的发育不完善会彰显出来。

免疫球蛋白水平随年龄增长逐渐成熟，其水平具有年龄阶段性。免

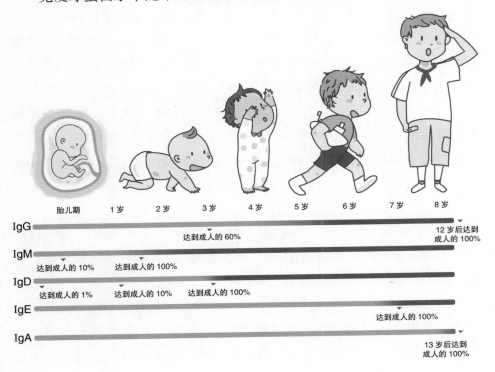

疫球蛋白在对抗外来细菌侵入方面发挥重要作用。虽然B细胞功能在胚胎早期即已成熟，但因缺乏抗体及T细胞多种信号的辅助刺激，新生儿B细胞产生抗体的能力低下，出生后随年龄增长特异性体液免疫才逐步完善，因此不同年龄段免疫球蛋白水平不一样。

T细胞是细胞免疫的重要细胞，不仅可辅助B细胞产生抗体，并且具有杀病毒和对抗肿瘤的作用。出生时，T细胞功能已近完善，但因从未接触过抗原，因而需要较强抗原刺激才有反应。并且T辅助淋巴细胞功能在婴幼儿期尚不成熟，因此辅助B淋巴细胞合成抗体能力较差。

婴幼儿时期血清中的促吞噬因子功能比成人低，使中性粒细胞的游走能力及吞噬功能差。

正常体液中有多种非特异性抗微生物的物质，如补体、溶菌酶、乙型溶解素、备解素及干扰素等，婴幼儿期上述物质均处于较低水平，因此抗病能力较差。

基于上述宝宝免疫系统发育特点，宝宝出生后，由于各系统的发育还未完全，其免疫系统需要2～3年甚至更长的时间才能被真正激活而发挥作用，所以在这段时间内，宝宝自身的免疫功能相当低，很容易被病原体乘虚而入。随着年龄增长，生长发育不断完善，免疫系统功能也日趋成熟。因此，对于由生理原因引起的反复呼吸道感染，家长不必过分担心，只要为自己的宝宝安排适当的护理、锻炼，随着年龄增长，宝宝的呼吸道感染频率自然会逐渐降低。若家长实在不放心，可到医院检查免疫功能，现在的医疗技术可区分生理性和病理性的免疫功能低下。

✦ 2. 人体免疫功能的"成长之路"

6个月以前，由于宝宝体内有来自母亲的抗体以及母乳中的免疫成分，再加上家长细心周到的照料，宝宝接触病原体的机会相对较少，因此，6个月以前的婴儿很少生病。

6个月至3岁，宝宝生病频繁。这个时期宝宝的免疫细胞和器官渐趋成熟，开始自己制造抗体。然而此时宝宝制造抗体的能力还很弱，体内抗体的数量和种类都很有限，同时来自母体的抗体基本消耗殆尽，随着宝宝活动范围增大，感染不同病原体的机会越来越多，因此生病次数开始增加。

3～6岁，随着宝宝年龄增长，免疫系统一再对病毒、细菌有"记忆"和"应战"，宝宝体内抗体的种类和数量也在增多，免疫系统的功能越来越完善，生病次数明显减少。

八、宝宝免疫力低：先天？后天？正常？

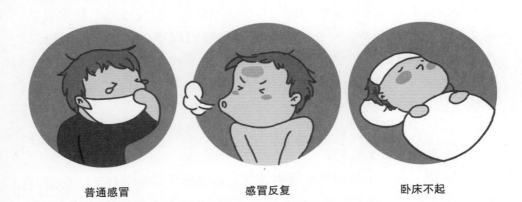

普通感冒　　　　　　　感冒反复　　　　　　　卧床不起

"我的儿子动不动就生病，并且每次都要输液才能好，我想，他一定是免疫力低下，我得给他多吃些营养品。另外，我还准备给宝宝买些提高免疫力的药物。"

"我的宝宝身体也不好，不过我听说宝宝的免疫力是可以自然发展的，如果给他吃药，很可能会诱发其他的疾病。"

……

✦ 1. 免疫功能低下3种情况

对于反复感染的宝宝应不应该用药，我们必须要搞清楚引起反复感染的病因是什么。在一般人眼里，常常分不清免疫功能低下、免疫缺陷等名词的特定含义，以致混为一谈，有的还因此而延误治疗。

所谓免疫功能低下是一种笼统的说法，医学上将它细分为三种情况：一种是正常的生理性免疫低下，随着婴幼儿的发育成熟而完善；另两种情况分别为先天性免疫低下和后天继发性免疫低下，均属病态，需要特殊治疗。

（1）生理性免疫低下

实际上是人体生理现象，不属于病态。生理性免疫功能低下是暂时的，随着宝宝年龄的增长，免疫系统逐渐成熟，抗病能力也会逐渐提高。

（2）先天性免疫低下

医学上也称免疫缺陷，是指免疫系统的某个或多个组分由于基因突变等因素而丧失了原有的功能，发生免疫低下。在免疫低下的宝宝中这类疾病的比例较少，一般得病较重，持续时间也较长。主要表现为反复发生感染性疾病，如败血症、肺炎、中耳炎、脑膜炎、腹泻、皮肤感染等并且感染后治疗效果不佳，疾病长期不愈，正常预防接种后可能会出现严重的感染，有类似家族史，易伴发肿瘤、白血病等恶性疾病。

（3）后天继发性免疫低下

顾名思义是出生后由外界因素诱发的免疫低下，是引起宝宝免疫力低下的主要类型。继发性免疫低下病因不同，对免疫功能影响也不同。

● 病毒感染时，病毒本身就可直接作用于 T 细胞，抑制其功能。最典型的是人免疫缺陷病毒，该病毒能攻击伤害 T 细胞，导致患儿细胞免疫功能明显下降，出现获得性免疫缺陷征，即艾滋病。

● 患恶性肿瘤和血液病时，患儿的体液免疫功能和细胞免疫功能均降低，导致肿瘤患儿易于感染，甚至感染而亡。

● 某些外科疾病和手术等均可导致继发性免疫功能缺陷，尤其是烧伤。它是造成免疫缺陷的一个重要原因，由于烧伤部位血流缓慢、淤血、微血栓形成以及内皮细胞脱落等，可导致吞噬细胞运动和吞噬能力降低，这些因素都可引起机体免疫功能低下。

● 因某种疾病引起严重的蛋白质丢失、营养不良，或各种微量元素和维生素缺乏也可导致免疫系统功能缺陷。

● 长期大剂量使用免疫抑制剂如皮质类固醇时，患儿可发生继发性免疫功能缺陷，导致继发性严重感染，尤其是条件性致病菌[①]的感染，肿瘤的发生率也显著增高。

✦ 2. 继发性免疫低下应引起充分重视

继发性免疫低下的原因多种多样，是导致原发性疾病病情加重和复杂化的主要原因。由于上述原因造成的免疫低下可能会在原发病治愈后持续存在一段时间，因此应当充分重视。

一般可根据受损免疫功能的类型不同，对继发性免疫缺陷进行如下的分类：继发性T细胞免疫功能缺陷、继发性B细胞免疫功能缺陷、继发性吞噬细胞免疫功能缺陷和继发性补体缺陷等。

继发性免疫缺陷病的治疗主要是去除病因，使免疫功能恢复正常。因此，早期明确病因对于患儿预后至关重要，这就要求家长要密切关注患儿的情况，及时就医，以免耽误宝宝的病情。另外，对继发性免疫缺陷患儿的治疗还可选用相应提高免疫功能的疗法。如替代治疗即所谓"缺什么，补什么"，可应用静脉免疫球蛋白，提高体液免疫力；采用生物制品和细胞因子等生物反应调节剂，增强患儿的非特异和特异性细胞免疫力。常用的调节剂包括胸腺素，这类制剂可使由骨髓产生的干细胞转变成T细胞，有增强细胞免疫功能的作用；白细胞介素-2（一种细胞因子），可改善机体的T细胞和B细胞功能；干扰素，改善吞噬细胞的功能，可用于治疗吞噬细胞免疫功能缺陷。此外，控制感染是切断感染与免疫缺陷恶性循环的另一重要环节，需要与提高免疫力措施相辅相成，才能取得较好疗效。

---

① 条件性致病菌，是指正常存在于动物体内的微生物在免疫功能低下的情况下，定居部位改变或失调等特定情况下引起感染的微生物。——编者注

第二章

生理性免疫低下
——反复呼吸道感染

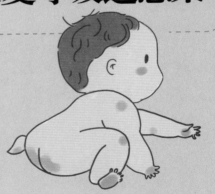

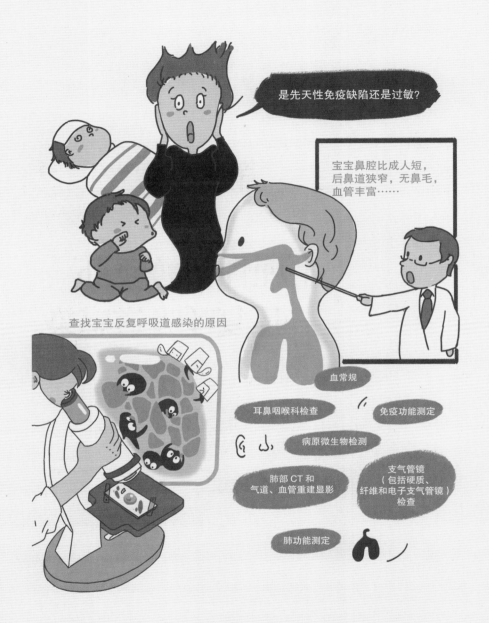

查找宝宝反复呼吸道感染的原因

呼吸道感染是儿童最常见的疾病，包括鼻、咽、喉、气管、支气管及肺部的感染性炎症。呼吸道分为两大部分，以气管环状软骨为界，环状软骨以上为上呼吸道，其感染称"上呼吸道感染"，俗称感冒或上感；气管及以下部分称为下呼吸道，其感染称"下呼吸道感染"，如气管炎、支气管炎、肺炎等。

一、反复呼吸道感染：是先天性免疫缺陷病还是过敏

反复呼吸道感染是儿科临床常见病，发病率达20%左右，是指1年内上呼吸道感染或下呼吸道感染次数频繁，超过了一定范围的呼吸道感染。不同的年龄诊断标准不同：反复上呼吸道感染，2岁以内婴幼儿超过7次/年，2～5岁儿童超过6次/年，5岁以上儿童超过5次/年；反复下呼吸道感染，2岁以内婴幼儿超过3次/年，2～5岁儿童超过2次/年，6岁以上儿童超过2次/年可诊断反复呼吸道感染。

反复呼吸道感染的判断条件

年龄（岁）	反复上呼吸道感染	反复下呼吸道感染	
		反复支气管炎	反复肺炎
0～2	7	3	2
2～5	6	2	2
5～14	5	2	2

注：鼻、咽、喉合称上呼吸道；气管、支气管和肺部器官，合称为下呼吸道。

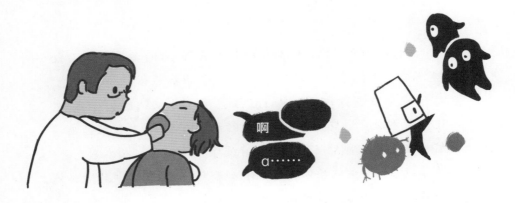

✦ 1. 引发儿童反复呼吸道感染的多种病因

随着病原学、免疫学、影像学及腔镜技术等诊断医学不断提高，临

床对大多数符合"判断条件"的反复呼吸道感染患儿已能明确病因。

- 反复上呼吸道感染常见的病因包括护理不当、入托幼机构起始阶段、缺乏锻炼、环境污染、微量元素缺乏等，部分与鼻咽部慢性病灶有关。

- 反复支气管炎多由于反复上呼吸道感染治疗不当，使病情向下蔓延所致。

- 反复肺炎的病因包括原发性免疫缺陷病、先天性肺实质和/或肺血管发育异常、先天性呼吸道发育异常、先天性心脏畸形、原发性纤毛运动障碍、反复吸入等。

人类体液免疫和细胞免疫系统到5～6岁才发育成熟，婴儿的免疫系统以免疫细胞功能和活性不成熟、Th1/Th2细胞因子不平衡为主要特点。IgG亚类，尤其IgG2缺乏及特异性多糖抗体缺乏在反复呼吸道感染患儿中常见。IgA单独或联合IgG亚类缺乏的患儿易出现反复呼吸道感染，但大多数无潜在免疫缺陷病，只是免疫系统发育过程中的不成熟导致呼吸道感染的易感性增加。需要强调的是，临床上仍有许多反复呼吸道感染患儿无法找到明确病因。

什么是Th1/Th2平衡？

Th1和Th2细胞是CD4$^+$T的两个亚群，Th1细胞主要分泌细胞因子干扰素γ，辅助细胞免疫杀伤病原体感染的细胞，与感染免疫密切相关；而Th2细胞主要分泌细胞因子IL-4，IL-4可刺激B细胞生成抗原特异性的IgE抗体，与过敏性疾病密切相关。正常情况下，这二者处于平衡状态，双方不亢进，不偏倚，当某些病原体攻击机体或者某些抗原进入机体时，可打破二者的平衡，引起相应的疾病发生。

有报道称儿童反复呼吸道感染的影响因素与性别有关，二手烟与反复呼吸道感染的相关性仅在男童中发现，而家居装修、微量元素缺乏（锌缺乏）、营养不良、母乳喂养与反复呼吸道感染的相关性仅在女童中观察到。其他危险因素还包括特应性家族史、早产、颅面部畸形等。呼吸道感染更多发生在冬季，与冬季气温低、人口密集、呼吸道病原通过空气飞沫或直接接触污染的分泌物传播有关。人群密集的场所，如学校、幼托机构，更容易发生呼吸道病原传播。环境暴露，如污染的大气、被动吸烟，亦增加了儿童呼吸道感染的风险。其他可改变的危险因素包括安抚奶嘴的使用及仰卧位奶瓶喂养。儿童反复呼吸道感染的危险因素可归纳为危险的内在因素和外在环境因素。

儿童反复呼吸道感染的危险因素

内　在　因　素	环　境　因　素
特应性家族史	母乳喂养不足或缺乏母乳喂养
过敏体质	入园、入托或过早的集体活动
低出生体重或早产	多人口家庭、居住环境拥挤、家中有学龄期同胞
呼吸道发育畸形	父母吸烟、母亲妊娠期吸烟
胃食管反流	营养不良（锌缺乏）
男性	未按时免疫接种
颅面部畸形	强体力活动
	气候和环境因子（暴露于污染的大气）
	家庭环境潮湿
	使用安抚奶嘴

✦ 2. 反复呼吸道感染需要考虑以下因素

（1）生理性因素

宝宝免疫系统尚未发育完善，容易发生反复呼吸道感染，尤其是入园、入托后，特别容易发生交叉感染，若很快恢复或痊愈，则不需要特别担心。

（2）过敏因素

很多过敏宝宝会表现为反复呼吸道感染，经常扁桃体发炎、鼻窦炎、中耳炎或者支气管炎等，这是因为过敏宝宝往往会有过敏性鼻炎，经常打喷嚏、流鼻涕，鼻腔分泌物非常多，很容易倒流，引起支气管炎、鼻窦炎和中耳炎。另外，过敏宝宝往往会伴有腺样体肥大，主要表现为睡觉打鼾，严重者可影响呼吸，引起睡眠呼吸暂停，甚至影响智力发育，部分患儿可能会影响容貌，越长越丑，腺样体肥大的宝宝特别容易扁桃体发炎。这部分患儿往往一般情况良好，虽然咳嗽时间比较长，但不影响吃喝，且玩耍如常。

（3）先天性肺实质、肺血管发育异常

先天性肺实质发育异常的患儿，如肺隔离症、肺囊肿等，易发生反复肺炎或慢性肺炎。这些畸形常在合并肺炎时发现，表现为同一肺叶反复感染或肺部固定阴影不能完全吸收。肺血管发育异常导致肺淤血或缺血，易合并感染，引起反复肺炎。

（4）先天性气管发育异常

如气管-支气管狭窄、气管-支气管软化、气管-支气管桥，这些畸形常引起气管分泌物阻塞，反复发生肺炎。由于气管不通畅，患儿多伴有喘息和呼吸困难，咳嗽有时呈金属声。

（5）先天性心脏病

各种先天性心脏病尤其是左向右分流型，由于肺部淤血，可引起反复肺炎。

（6）原发性纤毛运动障碍

这是一种先天性遗传性疾病，纤毛结构或功能障碍时，由于呼吸道黏液清除障碍，病原微生物滞留于呼吸道易导致反复肺炎或慢性肺炎。临床特点是痰多，可伴有喘息，由于整个呼吸道黏膜均受累，还表现为慢性化脓性鼻炎、鼻窦炎、慢性分泌性中耳炎。

（7）气管内阻塞或管外压迫

儿童引起气管内阻塞的最常见疾病为支气管异物，其次是结核性肉芽肿和干酪性物质阻塞，偶见气管和支气管原发肿瘤。气道管外压迫的原因多为纵隔、气管支气管淋巴结结核、肿瘤、血管畸形以及真菌感染引起的肿大淋巴结压迫所致，由于局部通气不良，造成反复肺炎。

（8）反复吸入

吞咽功能障碍患儿如智力低下、环咽肌肉发育延迟、神经肌肉疾病以及胃食管反流患儿，由于长期反复吸入，导致肺炎迁延不愈或反复肺炎。

（9）原发性免疫缺陷病

由于免疫功能缺陷，特别容易发生反复呼吸道感染，感染往往较重且迁延难愈或容易反复。

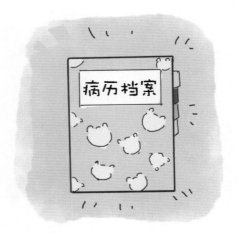

二、查找宝宝反复呼吸道感染的原因

反复呼吸道感染与宝宝呼吸系统解剖生理特点有关，宝宝鼻腔比成人短，后鼻道狭窄，无鼻毛，黏膜柔嫩，血管丰富；耳咽管较宽、直、短，呈水平位置；咽部较狭窄及垂直，喉部呈漏斗形较狭窄；气道管腔相对狭窄，缺乏弹力组织，腺体分泌不足，纤毛活动不良；肺弹力纤维发育差，血管丰富，间质发育旺盛；胸廓短，呈桶状；各项肺功能指标储备能力较低。以上特点造成宝宝易发生呼吸道感染，分泌物易堵塞，感染易扩散。

呼吸道感染可由一种或多种致病微生物，趁身体虚弱侵入引起，其中以病毒感染最为多见，约占90%以上。病毒的可恶之处是它们感染了之后会引起呼吸道上皮的剥脱或坏死，失去完整的黏膜覆盖，使其下组织暴露，为第二次、第三次感染制造机会。其次病毒感染之后，往往影响到免疫系统，引起免疫系统功能的暂时性（大多数）或永久性（极少数）的抑制。到底"暂时"要多长时间虽然还难以确定，但如果在这段暂时性免疫力不足的时间内，不注意保护宝宝，就很容易使宝宝再次发生呼吸道感染，而每感染一次，免疫力受到抑制一次，其恢复正常的时间就会相应拉长，下次感染就会更容易，从而易发生反复呼吸道感染。

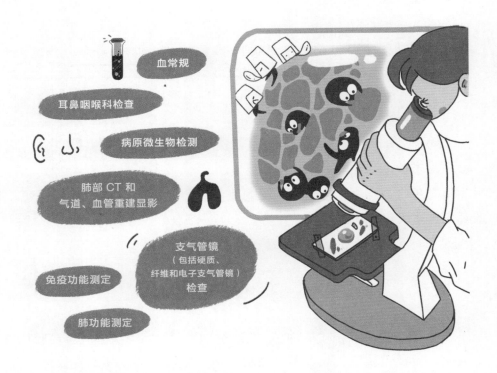

血常规

耳鼻咽喉科检查

病原微生物检测

肺部 CT 和
气道、血管重建显影

支气管镜
（包括硬质、
纤维和电子支气管镜）
检查

免疫功能测定

肺功能测定

✦ 1. 哪些检查能找到病因？

（1）血常规

全血细胞计数和分类，不仅可初步判定宝宝是否有感染，还可以通过嗜酸性粒细胞计数判定宝宝是否存在过敏。

（2）耳鼻咽喉科检查

可发现某些先天发育异常和急、慢性感染灶。

（3）病原微生物检测

应进行多病原联合检测，以获得致病微生物的提示。

（4）肺部CT和气道、血管重建显影

可提示支气管扩张、气管狭窄（腔内阻塞和管外压迫）、气管发育畸形、肺发育异常、血管压迫等。

（5）免疫功能测定

实验室筛查时，首先应注意血清免疫球蛋白水平和外周血淋巴细胞绝对数。$CD19^+$ B 细胞计数或 $CD20^+$ B 细胞计数、血清免疫球蛋白水平测定（IgG、IgA、IgM）、抗原特异性抗体水平测定有助筛查B细胞数量和功能；流式细胞仪分析T细胞亚群和NK细胞数目和比例；流式细胞术测定DHR123活性以筛查吞噬细胞数量和功能，C3、C4、CH50检测用于初步分析补体数量和功能。

（6）支气管镜（包括硬质、纤维和电子支气管镜）检查

可诊断气管异物、支气管扩张、气管腔内阻塞和管外压迫、气管发育畸形等。

（7）肺功能测定和心脏彩超

通气功能测定和必要时进行的支气管激发试验、支气管舒张试验有助于鉴别变态反应性下呼吸道疾病；换气功能和弥散功能测定可利于鉴别某些间质性肺疾患；心脏彩超帮助排除先天性心脏病。

为何入托的宝宝容易感冒？

心理因素

一般2～3岁宝宝要进入托儿所或者幼儿园。但托儿所和幼儿园对宝宝来说毕竟是一个全新而陌生的地方，离开熟悉的家，环境改变了，四周都是陌生人，和母亲隔离，生活有种种的不习惯等。宝宝会产生强烈的不安全感和紧张。那些比较敏感的宝宝情绪影响更大。紧张和压力会造成人体免疫力下降，更何况2岁左右的宝宝。并且宝宝在集体生活中接触各种细菌、病毒的机会增多，而他们的免疫力低，仅达到成人的1/3左右，感冒病毒自然就容易侵入。

环境因素

进入幼托生活是过集体生活，一个保育员要照顾几十个宝宝，不可能像家里那样周到，托儿所游戏多、活动量大，宝宝好动爱玩，手脚不停，而且幼儿新陈代谢旺盛，穿得多、

捂得热，更容易出汗，汗湿了衣服，凉凉地贴在身上，就容易受寒着凉。另外，穿衣太多、穿脱不方便也给宝宝在托儿所增加了感冒的机会。保育员照料时稍有疏忽，宝宝就容易着凉感冒。

交叉感染机会多

托儿所的人群密度相对家庭肯定要高，秋冬季节，老师怕宝宝受凉，气温一下降马上关闭门窗。这种密闭的环境使宝宝们接触病菌的机会增多，一旦有什么病毒或病菌，传染的机会大大增加。感冒的宝宝抹了鼻涕，手上沾染了病毒或者病菌，然后和另一个宝宝握手，或者一起玩了同一个玩具，另一个宝宝不知不觉中也被传染了。于是常常是一个宝宝生病，周围的宝宝跟着传染，此起彼伏。

以上原因都会使宝宝的身体抵抗力下降，容易被病毒所侵袭。所以，很多宝宝在入托后会变得比原来容易生病。这些情况爸爸妈妈应该充分了解。

打破入园生病的"魔咒"

● 培养宝宝良好的卫生习惯，饭前、吃东西前一定要洗手，进托儿所和回家后的第一件事是洗手，严防病从口入。

● 有条件的话，建议将秋季入托改为春季。因为秋季本来天气就忽冷忽热，容易感冒，再加上宝宝入托后不适应，感冒就可能成为家常便饭。

● 合理添减衣服，穿得太多，捂得太热，反使宝宝着凉。

● 增加宝宝户外活动时间，经常参加户外活动的儿童患感冒的次数明显低于户外活动少的宝宝。户外新鲜空气可减少生病的机会。

● 幼儿园要经常开窗通风，既可保持室内空气新鲜，又可增强宝宝对冷环境的适应能力，同时也要勤晒被褥。

● 进行一些必要的免疫接种。针对幼儿园易流行的传染病，提前接种好相应的疫苗，如：甲肝、水痘、腮腺炎、风疹、流感等，以减少感染的机会。另外，现在已有口服的呼吸道感染常见细菌的混合疫苗，对呼吸道感染也会有一定的预防作用。但是，若宝宝入托后反复感染确实很频繁，还是应该带着宝宝到医院做一下免疫功能检测，以便在医生的指导下，帮助宝宝顺利地度过入托、入园初期阶段。

三、反复呼吸道感染与营养元素缺乏

饮食不当、营养失衡是反复呼吸道感染不可忽视的重要因素之一。

✦ 1. 蛋白质缺乏

由于喂养不当，有些宝宝膳食中的蛋白质供应量不足，机体处于蛋白质缺乏的状态，血浆中的补体和蛋白质的含量均会降低。补体是存在于血浆中的参与免疫反应的一组蛋白酶系，它有协助、补充和加强抗体的功效，在抗原抗体复合物的作用下，能使细菌受到抑制或被杀灭。如果因膳食中的蛋白质供给不足和补体的生成不足导致免疫功能下降，必然会使宝宝反复患呼吸道感染而诱发相关疾病。另外，蛋白质还是合成血清免疫球蛋白的主要成分，而血清免疫球蛋白在对抗细菌感染以及黏膜免疫中有着重要作用。因此，蛋白质缺乏，极易导致宝宝反复呼吸道感染。宝宝的饮食应适当添加瘦肉、鸡蛋、牛奶和豆制品等。

✦ 2. 微量元素缺乏

微量元素缺乏也会导致宝宝反复呼吸道感染，主要是一些矿物质，如钙、铁、锌等。

（1）缺钙

热量摄入过多，辅食添加不当，户外活动少，室内光线不足，均可造成宝宝缺钙。钙有激活补体的作用，长期缺钙会使人体免疫反应降低。因此，宝宝应尽量多食用含钙丰富的食物，如鱼、虾、蛋、海带、豆制品和骨头汤等，必要时需要化验血液中的微量元素，科学补充钙片和鱼肝油。另外，家长应经常带孩子到户外活动，多晒太阳，这对城市里的孩子更为重要。

（2）缺铁

铁是维持淋巴器官功能和结构完整所必需的营养素。缺铁可以引起人体免疫功能障碍，造成胸腺和淋巴组织萎缩，从而导致儿童患呼吸道疾病。因此，宝宝饮食必须注意供给含铁丰富的食物，如木耳、银耳、海带、紫菜、桂圆、黑豆、大豆、芝麻及其制品类和动物内脏，并配合吃些含维生素C丰富的水果和绿叶蔬菜，以促进铁的吸收。

（3）缺锌

缺锌可影响蛋白质和核酸的合成，对细胞免疫和体液免疫都有影响。儿童反复呼吸道感染与其体内缺锌有关。锌缺乏时会发生味蕾功能障碍，消化酶合成减少，食欲下降，进食减少，影响蛋白质及核酸的合成，使机体细胞免疫及体液免疫功能均下降。缺锌时骨髓核细胞脱氧核糖核酸（DNA）和核糖核酸（RNA）减少，可影响淋巴组织发育，并可使很多含铁或依赖铁的杀菌酶活性降低，因此细胞免疫功能受损。所以，宝宝饮食中应多添加含锌丰富的食物，包括肉类、蛤蜊、蚌类、海菜、核桃、花生和豆制品等。

另外，需要注意的是，补锌和补铁最好同时进行。缺铁时，体内需铁量增加，肠道吸收铁能力增强，竞争性抑制了锌的吸收，补铁后体内铁储存量增加，对铁的需要量减少，解除了对锌吸收的抑制作用，使锌吸收增加，血清锌提高。

✦ 3. 维生素缺乏

（1）维生素A缺乏

维生素A是一种脂溶性物质，它的重要功能之一是稳定人体上皮细胞膜、维持皮肤和黏膜结构的完整、增强人体免疫系统功能。近年来，维生素A用于婴幼儿呼吸道感染的治疗国内外均有报道，取得较好疗效，有人称其为"抗感染维生素"。当维生素A缺乏时，淋巴细胞不能正常产生免疫球蛋白，白细胞吞噬细菌能力明显下降，红细胞的更新换代也受到抑制，在病毒、细菌的侵袭下，呼吸道黏膜这道屏障防线的功能就被削弱，容易发生呼吸道感染。据测定，患反复呼吸道感染的宝宝，血清中维生素A平均值比正常儿低下，所以补充维生素，可有效防治反复呼吸道感染，提高药物对反复呼吸道感染的疗效，减轻病情，缩短病程。

（2）B族维生素缺乏

维生素B_1、维生素B_2、维生素B_6缺乏可使机体对外来感染的抵抗力降低，体液免疫功能受损。同时，烟酸、叶酸、维生素B的缺乏也都不同程度地影响人体的免疫功能，从而导致呼吸道感染等疾病。所以，患反复呼吸道感染的宝宝应多吃些水果、绿色蔬菜和豆制品等。

（3）维生素C缺乏

医学研究认为，维生素C可以促进白细胞的游走和杀菌能力，故缺乏维生素C时粒细胞的吞噬能力和抗病能力都会降低。所以，患反复呼吸道感染的宝宝应从新鲜的蔬菜、水果中摄取维生素C。

（4）维生素E缺乏

缺乏维生素E可引起全身抵抗力降低而感染呼吸道疾病。因此，易患呼吸道疾病的宝宝应适当增加豆油、玉米油、花生油、红花籽油和葵花籽油等富含维生素E的食物的摄入。

由此可见，如果宝宝易患反复呼吸道感染，妈妈应多从饮食和营养方面去找一下原因，或许能对提高孩子免疫功能、防治反复呼吸道感染有一定的功效。

四、防治宝宝反复呼吸道感染

反复呼吸道感染的原因很多，也严重影响宝

宝的日常，包括幼儿园生活、睡眠、饮食，同时也花费家长大量的时间，影响工作。因此，家长了解正确防治宝宝反复呼吸道感染的方法非常重要。

✦ 1. 反复呼吸道感染的治疗

（1）寻找病因，针对基础疾病

医生会详细询问家长孩子的病史，并进行体格检查和必要的临床辅助检查，积极寻找宝宝身体潜在的基础疾病。如存在原发性免疫缺陷病，选用针对性的免疫调节剂治疗或造血干细胞移植；如有先天性心脏病，采用手术或介入治疗；若有胃食管反流，采用抗反流治疗。

（2）抗感染治疗

如果出现症状，为了预防或将并发症减至最低程度，患儿应接受必要的治疗。患儿应卧床休息到至少退热后1天，并应多喝开水和控制发烧。若有咳嗽、有痰、流鼻涕、鼻塞，则需要进行对症治疗，不过药物主要目的在减轻疾病的症状和不适，并不能缩短病程。一般来说，如果只是单纯的病毒感染就不需使用抗生素治疗，只需多喝水即可，但如果检验证实是由细菌引起的感染时，就需要使用抗生素或住院治疗。

（3）对症处理

根据不同年龄和病情，正确选择祛痰、平喘药物；咳嗽、喘息显著者，雾化吸入有助于解除支气管痉挛和水肿；流涕、鼻塞明显者，及时清除鼻痂、鼻腔分泌物，重视呼吸道的湿化；高热者，给予化学降温，如口服对乙酰氨基酚或布洛芬；高热寒战者，适当增加衣被，而体温升至高峰，手心足底变暖时，适当减少衣物。咳嗽明显者，加强肺部体位引流，以利痰液排出等。

✦ 2. 反复呼吸道感染的预防

反复呼吸道感染与宝宝身体的抵抗能力、营养状态、环境因素有着密切的联系，且与宝宝呼吸道解剖特点有关。预防措施首先必须从增加宝宝自身抵抗力和防止病原体的侵入着手，具体如下：

- 增强体质，适当的户外活动、多晒太阳，加强体格锻炼。
- 室内保持新鲜空气，经常通风。
- 流感流行季节，不要带宝宝到公共场所去，不要让宝宝接触已感染的儿童和成人；

- 天气变化季节，加强护理，宝宝穿着衣服冷暖要适宜。
- 加强营养，补充蛋白质、维生素和微量元素等。
- 应用免疫增强剂，常用的有免疫球蛋白、胸腺素和泛福舒等（免疫调节剂短期使用效果不明显，常需使用1～3个月可见明显效果）。
- 免疫接种。提供有效的、针对特殊病原的主动免疫是免疫接种的最终目标。目前疫苗可以实现普通流感病毒、麻疹、百日咳杆菌、有潜在侵袭性的细菌，如B型流感嗜血杆菌、多种血清型的肺炎链球菌等感染的预防。这些疫苗安全且有效，被广泛使用。大范围人群的免疫接种可建立起群体免疫，减少易感儿童的病原暴露。父母需要理解免疫接种对儿童的重要性，以上除流感病毒疫苗外，所有细菌性疫苗在任何可获得的地方，均应进行接种，虽然其对预防反复病毒性呼吸道感染的作用有限，但可减少继发的细菌感染。
- 中医预防。包括小儿推拿、艾灸、敷贴以及部分中成药（玉屏风颗粒、黄芪颗粒）的应用等。

切除扁桃体可以预防反复呼吸道感染吗?

扁桃体是人体免疫系统的组成成分，内有较多的淋巴细胞，而淋巴细胞和机体的免疫功能密切相关，它还可参与人体免疫系统的各种效应机制。同时扁桃体具有屏障作用，因而能有效地抵御外来病菌的侵袭，预防病菌感染以增强身体抵抗力。因此，对于正常机体内无任何病变的扁桃体应当加以保护。

著名中医师徐文兵曾说："小孩子发烧，一定要先辨证。是受风了？是受寒了？还是受热了？小孩子是我们以前讲过的纯阳之体，他不怕寒，他怕热，而且怕营养过剩，古人有句话:'若要小儿安,三分饥与寒。'你别给他塞得太饱。现在孩子发烧,扁桃体肿大,人们都会说感染了,发炎了,赶紧去打抗生素,其实真是在害孩子。为什么?他其实就是吃了营养过剩,胃火太旺。这时候,你只要给他消食、化积,让他拉出大便来,烧就会退。"

"身体发肤,受之父母",机体每个器官都有其存在的意义,不能随便切掉。那么,什么情况下可以将扁桃体切除?一般而言,当扁桃体失去了抵抗作用,成为病菌向机体发起攻击的"病灶"时,它可产生急性炎症反应,并能引起全身性的病理反应,如风湿性心脏病、急性肾炎、风湿性关节炎、风湿热和无显著原因的低热,还可伴随扁桃体周围脓肿、急性中耳炎、鼻窦炎等并发症。此时,可以手术摘除扁桃体。

目前认为手术切除扁桃体的绝对适应证是扁桃体反复的急性感染,并引起反复而持久的中耳炎或扁桃体周围脓肿。手术切除扁桃体的相对适应证为:① 扁桃体肥大而导致呼吸、吞咽和发声功能受到影响;② 全身性疾病如风湿热、急性肾炎或者扁桃体炎经常发作,从而使这两种疾病加重。

5岁以后是适宜手术的年龄。手术时间应该在急性扁桃体发炎后2～3周。有反复扁桃体炎发作的患儿,在手术前及手术后均应结合抗生素治疗,以防止细菌(一般为链球菌)感染、风湿热或急性肾炎病情的加重。

第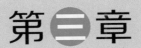章

免疫缺陷——原发性免疫缺陷病

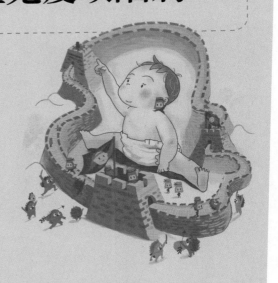

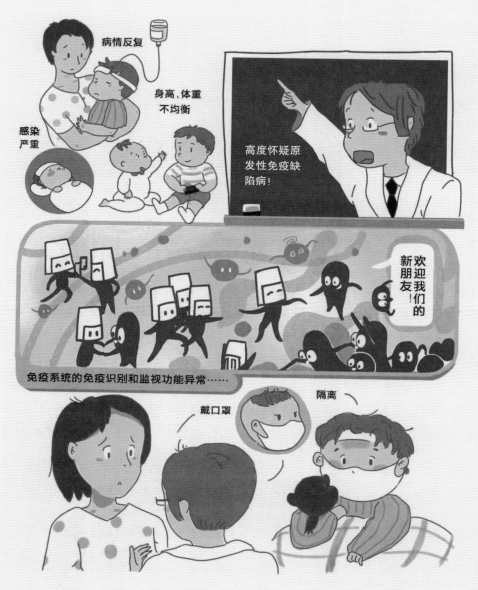

　　免疫系统犹如一支训练有素的"精锐部队"，时刻捍卫着人体的健康。这支部队具有三大功能：一是抵御感染；二是识别自身、清除异己、维持稳定；三是免疫监视、防止失控。一旦这支部队在任何功能出了问题，彼此便不能协调合作以及相呼应，此时免疫系统会失去平衡，免疫三大功能会减弱或异常，导致人体发生原发性免疫缺陷病。

一、原发性免疫缺陷病及其分类

✦ 1. 什么是原发性免疫缺陷病？

原发性免疫缺陷病（primary immunodeficiency disease，PID）是指 T 细胞、B 细胞和巨噬细胞等免疫活性细胞或补体和细胞免疫活性分子存在缺陷，免疫应答发生障碍，造成人体易发生反复而严重的感染，同时还伴有自身稳定和免疫监视功能的异常，使人体罹患自身免疫性疾病和过敏性疾病，同时也导致恶性肿瘤的概率增高。

通俗讲，就是国家的军队或者将领擅离职守或者不作为，使得外敌入侵的时候无人参加战斗，抵御外敌入侵，因此外敌便可轻易入侵。

这类疾病大多是免疫系统的器官、细胞、分子等构成成分先天性发育不全，包括特异性免疫缺陷和非特异性免疫缺陷，往往在婴幼儿或儿童期发病。大多数原发性免疫缺陷病的病因目前还不是很清楚，但其临床表现多种多样，故认为是多因素所致。特别是遗传因素对这类疾病中的大多数都起作用，有的已发现缺陷基因的染色体位点；有的与母亲子宫内环境有关，比如母亲感染风疹病毒、巨细胞病毒等；还与孕期酒精中毒或服用药物有关。

✦ 2. 原发性免疫缺陷病是罕见病吗？

由于国内对原发性免疫缺陷病的认识远远不足，老百姓对原发性免疫缺陷病更是知之甚少，所以很多人会认为原发性免疫缺陷病是罕见病。在此，我们需要强调的是，原发性免疫缺陷病其实还是非常常见的，其发病率并不低，只是由于该病感染重，存活率低，很多宝宝在没有诊断清楚之前便夭折了，因此，能见到的被诊断出来的原发性免疫缺陷病显得比较少。

目前关于原发性免疫缺陷病的发病率尚无确切的统计学数据，既往报道在不同人群或种族略有差别：美国为 1/10 000，澳大利亚为 2.82/100 000（其中不包括无症状性 IgA、IgG 亚类缺乏和补体缺陷），日本和瑞典为 1/5 000，我国香港地区为 1/8 000。但是近年来随着对免疫系统的深入认识和免疫学技术的提高，发现的原发性免疫缺陷病患儿增多，原发性免疫缺陷病总的发病率在1/5 000。另外，不同类型原发性免疫缺陷病发病情况差异很大。一般来说，严重的原发性免疫缺陷病相对少见，它们发病较早并且患儿常常在婴儿期即死亡，如重症联合免疫缺陷病的发病率为1/100 000，而白种人健康献血者中选择性IgA缺乏症的发病率则达到了1/328，为最常见的原发性免疫缺陷病。

国内尚未建立完善的原发性免疫缺陷病登记制度，缺乏这方面的资料。如按照1/5 000的发病率，我国每年出生的2 500万个新生儿中应有5 000个新发的病例，全部累计患儿应达到6万～12万例。

✦ 3. 原发性免疫缺陷病的分类

近年来，原发性免疫缺陷病的分子诊断研究进展迅速，越来越多的原发性免疫缺陷病突变基因被确认，并且各种新的基因突变类型还在不断增多。根据2017年国际免疫学会联合会公布的最新分类标准，将原发性免疫缺陷病分为九大类，主要包括：联合免疫缺陷病、免疫缺陷综合征、以抗体缺陷为主的免疫缺陷病、免疫失调性疾病、吞噬细胞数目和功能缺陷、固有免疫缺陷、自身炎症性疾病、补体缺陷以及免疫缺陷拟表型，包含320种基因突变导致的330种疾病。但是临床上常见的原发性免疫缺陷病主要包括四大类：

（1）抗体缺陷

其起因是B淋巴细胞发育成熟障碍、数量减少或缺乏，引起抗体（免疫球蛋白）缺乏或减低，是发病率最高的原发性免疫缺陷病，占50%以上。较常见的有先天性无丙种球蛋白血症、常见变异型免疫缺陷、婴儿暂时性低丙种球蛋白血症、选择性IgA缺乏症等。

由于抗体主要对抗细菌感染，因此抗体缺陷的宝宝非常容易发生细菌感染，出现肺炎、中耳炎、鼻窦炎以及深部脏器的感染，如肝脓肿等。

（2）细胞免疫缺陷

以胸腺发育不全较常见。在妊娠12周左右，第3～4对咽囊发育障碍所致。多数患儿因伴甲状旁腺功能低下，出生后常发生不易纠正的低钙抽搐。患儿多呈特殊面容，可伴有先天性心脏病、食管闭锁。X线检查看不见胸腺影子，查血可见淋巴细胞总数低，特别是T淋巴细胞数明显减低。患儿经常出现反复感染，他们是计划免疫接种减毒活疫苗的主要禁忌对象，因为他们的免疫力实在太低，减毒活疫苗也可能引起致命的感染。输全血、血浆或进行同种异体骨髓移植后，易发生移植物抗宿主反应。患儿生长发育落后，常在儿童期死亡。

由于细胞免疫功能主要针对病毒和胞内菌，因此细胞免疫缺陷非常容易发生病毒或者胞内菌的感染（如结核分枝杆菌）。

（3）联合免疫缺陷

细胞与体液免疫功能均有缺陷。包括严重联合免疫缺陷，病情严重，常于婴儿期死亡。

联合免疫缺陷由于细胞免疫和体液免疫均受损，对抗细菌和病毒的能力明显下降，除了非常容易发生细菌和病毒感染，还非常容易发生机会性感染。

什么是机会性感染？

机会性感染是指一些本身致病力较弱的病原体，在人体免疫功能正常时不能致病，但当人体免疫功能降低时，它们乘虚而入，侵入人体内，导致各种疾病。另外，正常菌群在机体免疫功能低下，寄居部位改变或菌群失调等特定条件下引起的感染也称为机会性感染。

原发性免疫缺陷病宝宝由于本身细胞免疫和体液免疫均有明显缺陷，因此，特别容易发生非常见病原体的感染，包括原虫（卡氏肺囊虫）、真菌、非常见细菌（结核分枝杆菌）以及病毒感染等（巨细胞病毒、EB病毒和单纯疱疹病毒）。

（4）吞噬细胞功能缺陷

吞噬细胞缺陷性疾病，在原发性免疫缺陷病中约占10%，最常见的是慢性肉芽肿病和黏附分子缺陷。

吞噬细胞功能缺陷由于细胞将病原体吞入体内却不能将其消化掉，因此特别容易发生胞内菌的感染，比如结核分枝杆菌和金黄色葡萄球菌感染等。

二、常见的原发性免疫缺陷病

✦ 1. 以抗体缺陷为主的免疫缺陷

由于B淋巴细胞发育障碍、减少或缺乏，引起抗体（免疫球蛋白）缺乏或减低，临床较常见的有以下几种。

（1）先天性无丙种球蛋白血症

先天性无丙种球蛋白血症是最早为人们所认识的一种原发性免疫缺陷病，早在1952年由奥格登·布鲁顿首次发现，属于抗体缺陷性疾病，临床上主要以反复细菌感染为主要表现，外周血成熟B细胞缺失或数量减少，血清中各种免疫球蛋白明显降低。该病是抗体缺陷中最常见的类型，根据国外统计的数据，其在活产婴中的发病率为1/200 000，而在男婴中的发病率为1/100 000。国内尚无该病发病率的报道。

本病为X连锁隐性遗传病，仅发生于男孩，女性携带，于出生半年以后开始发病。宝宝淋巴结、扁桃体往往很小或缺陷，胸腺正常，半岁起发生反复呼吸道感染、化脓性皮肤感染、脑膜炎和败血症等。由于反复感染，可影响宝宝的生长发育。

什么是X连锁隐性遗传病？

控制一种隐性性状的基因位于X染色体上，其传递方式称为X连锁隐性遗传。由X染色体上隐性致病基因引起的疾病称为X连锁隐性遗传病。

X连锁隐性遗传病具有以下特点：① 男性发病，女性携带致病基因：② 由于交叉遗传，男性患儿的兄弟、舅父、姨表兄弟、外孙、外甥都有发病风险。

该病容易引发自身免疫性疾病，常见的是关节炎，部分宝宝是因关节红肿来就诊，后来经过免疫功能筛查才发现是免疫缺陷。另外，该病不能口服糖丸，因为口服糖丸后不仅可长期排出脊髓灰质炎病毒，更有甚者，可能出现小儿麻痹症，因此先天性无丙种球蛋白血症的宝宝建议静脉注射脊髓灰质炎疫苗。

可根据血清免疫球蛋白水平和淋巴细胞亚群对该病做出初步诊断。该病明显的特点是血清免疫球蛋白水平普遍降低，外周血B细胞缺失。

治疗方面，主要是免疫球蛋白替代治疗，每月1次丙球输注是必需的，每次400 ～ 600 mg/kg。

（2）常见变异型免疫缺陷

发病年龄不定，多见于青壮年期（15 ～ 35岁），男女均可发病。临床表现为反复感染，尤其肠道感染常见，自身免疫病（如红斑狼疮、类风湿关节炎等）和肿瘤发病率高。

常见变异型免疫缺陷病是原发性免疫缺陷病中唯一一种可以在成人期发病的疾病，该病血清免疫球蛋白水平降低，但B细胞水平正常。治疗方面与先天性无丙种球蛋白血症相同。

（3）婴儿暂时性低丙种球蛋白血症

婴儿开始合成有效量免疫球蛋白的时间推迟至16 ～ 30月龄，正常婴儿3月龄起可合成有效量丙种球蛋白，待16 ～ 30月龄，血清免疫球蛋白达正常同龄人水平后，症状自然痊愈。患儿临床表现为2 ～ 3岁内反复感染，但感染往往不重。血清免疫球蛋白水平降低，但是B细胞水平正常。

婴儿暂时性低丙种球蛋白血症在没有感染的情况下，不需要干预，只需要观察随访就可以了，如果合并严重的感染，可静脉输注丙球。

（4）选择性IgA缺乏症

选择性IgA缺乏在白种人中比较常见，临床表现轻，中国人群中发病率尚不明确。患儿伴有呼吸道、胃肠道或泌尿道的反复感染，部分患儿可无临床表现。自身免疫病及气喘、过敏性鼻炎发生率高。而其他免疫球蛋白（IgG、IgM、IgE、IgD）含量正常或增高，患儿一般均可存活至壮年或老年。

需要注意的是，选择性IgA缺乏输血需谨慎。为了预防IgA过敏反应的发生，对于IgA缺乏的患儿最佳的输血治疗方案是选择输注IgA阴性（＜0.07 g/L）献血者的血液制品。我国已经有采供血机构在对献血人群中的IgA缺乏者进行筛查，以期建立IgA缺乏献血者库，以满足临床需要。对于急需输血且有IgA过敏性输血反应风险的受血者，若暂时无法获得IgA缺乏的血液制品，在充分评估是否输血的风险后，可在密切的输血监测下，输注经过洗涤除去残留血浆的红细胞和血小板成分，最大限度地降低发生输血过敏反应的风险。另外，由于胎儿在母体内有独立的与外界隔绝的血液循环系统，其免疫细胞不会受外界免疫刺激而转化为分泌抗体的浆细胞，且IgA不能通过胎盘，母体中的IgA也不会进入胎儿血液中，故脐血中不含IgA，可以作为IgA缺乏患儿较为理想的血源，在临床输血实践中有较好的效果，有效预防了输血过敏反应的发生。

✦ 2. 联合免疫缺陷，细胞与抗体免疫功能均有缺陷

其中，最棘手的是严重联合免疫缺陷病。

该病突出的临床表现为出生后1个月内即发生严重的致死性感染，如持续性呼吸道感染、反复腹泻和生长发育停滞。感染往往是真菌、细菌或病毒同时存在，并且接种卡介苗后可导致局部或全身播散。由于患儿细胞免疫功能缺失，因此通过胎盘来源于母体的T细胞，或来源于未经照射的血液或血制品的T细胞在患儿体内植入，可导致患儿发生移植物抗宿主反应。淋巴细胞总数、T淋巴细胞、免疫球蛋白均可减低。

该病的主要治疗措施是造血干细胞移植（HSCT），如果不进行造血干

细胞移植，大部分患儿都会在生后1年内因各种感染并发症而死亡。造血干细胞移植最好在发生严重感染前进行，因为成功率比较高，特别是在生后3～4个月内进行同种（异体）的造血干细胞移植，其效果会更好。

✦ 3. 免疫缺陷综合征

（1）伴有血小板减少和湿疹的联合免疫缺陷

本病又称WAS（Wiscott-Aldrich Syndrome）。是一种X连锁隐性遗传性疾病，由编码WAS蛋白的基因突变所引起，以免疫缺陷、湿疹和血小板减少三联征为典型临床表现。

该病患儿的血清IgM水平降低，而IgG和IgA水平正常，IgE水平通常增高。虽然B细胞计数和亚类分布正常，但不能产生针对多糖抗原的抗体，对蛋白质抗原的应答在疾病后期也受到损害。另外大多数患儿最终都有T细胞缺陷，表现为T细胞对抗原刺激无正常的应答，患儿易患难以治愈的单纯疱疹病毒和其他致病菌的感染。

（2）共济失调毛细血管扩张综合征

本病是常染色体隐性遗传性疾病，患儿2岁内即表现共济失调，如肢体动作协调差、动作不稳、眼球震颤、语言不清等，皮肤、睑结膜毛细血管扩张，反复呼吸道感染等。

三、原发性免疫缺陷病有先兆

现已发现人类原发性免疫缺陷病多达300余种，由于缺陷形式不同，表现各有特点。宝宝出现什么症状，家长要怀疑原发性免疫缺陷病并及时求医？

✦ 1. 患儿抗感染能力明显降低

感染的表现情况与普通感染不同，具有反复、严重、持久的特点，并且大多感染一些平常不致病或致病力低而弱的病原体。大约40%的宝宝1岁以内就有感染表现，如T细胞缺陷和联合免疫缺陷病在出生后不久即发病。以抗体缺陷为主的患儿，在6个月内，靠胎儿期从母体得到的抗体保持免疫力，一般在生后6个月原有抗体耗竭时就易遭感染。一般而言，抗体缺陷时易发生化脓性球菌感染；T细胞缺陷时则易发生病毒或结核杆菌、沙门菌属等胞内菌感染，也易发生真菌和寄生虫感染；补体缺陷易感染革兰阴性球菌，尤其是奈瑟菌属。总之，当人体因免疫系统某成分缺陷引起免疫功能严重低下时，则为一些致病力微弱的病原体带来了感染的机会，它们乘虚侵入原发性免疫缺陷患儿体内，加重或并发各种疾病，因此被称为机会性感染。我们将原发性免疫缺陷病容易发生的感染类型进行归类，当宝宝出现以下感染情况，需要高度怀疑原发性免

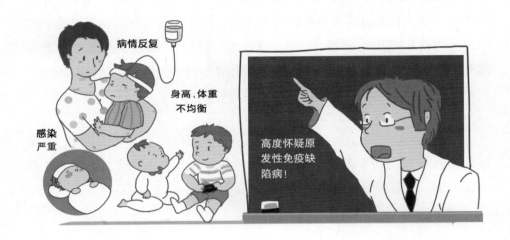

高度怀疑原发性免疫缺陷病的情况

严重的感染：需要住院或者是静脉应用抗生素。

持续的感染：无法痊愈或者痊愈得非常慢。

不常见的感染：非常见的致病菌引起的感染。

反复感染伴有生长发育落后：感染反复发生同时伴有身高、体重不达标。

类似的感染：家庭其他成员也有类似的感染史。

疫缺陷病。

✦ 2. 伴有自身免疫性疾病和肿瘤

免疫系统的免疫识别和监视功能异常，表现为易患自身免疫性疾病和肿瘤。原发性免疫缺陷病伴发的自身免疫性疾病包括溶血性贫血、血小板减少性紫癜、系统性红斑狼疮、皮肌炎、免疫复合物型肾炎、1型糖尿病、免疫性甲状腺功能低下和关节炎等。原发性免疫缺陷病以伴发淋巴瘤最为常见，其中以B淋巴细胞瘤多见，也可发生T淋巴细胞瘤、霍奇金病、淋巴细胞白血病和腺癌等。

基于以上表现，美国Jeffrey Modell原发性免疫缺陷基金会提出了原发性免疫缺陷病的预警症状。一是宝宝的病史，一年中有8次以上中耳炎，或2次以上严重鼻窦炎，或2次以上肺炎，或在非常见部位发生深部感染2次以上，或反复发生深部皮肤或脏器感染，或需用静脉注射抗生素才能清除感染，或由非常见或条件性致病菌感染，或家庭有原发性免疫缺陷病病史的宝宝；二是宝宝的症状，宝宝出现生长发育停滞，缺乏淋巴结和扁桃体，有皮肤病变如毛细血管扩张、出血点等，发生皮肤真菌感染，红斑性狼疮样皮疹，出现共济失调（这是家长最易发现的迹象，如宝宝走路不协调、写字不稳），1岁以后还出现鹅口疮和口腔溃疡。对以上两类宝宝则需要怀疑可能患有原发性免疫缺陷病。

原发性免疫缺陷病预警症状

病　　　　史	症　　　状
一年中有8次或8次以上的中耳炎 一年中有2次或2次以上的严重鼻窦炎 一年中有2次或2次以上的肺炎 发生过2次或2次以上的非常见部位或深部的感染 反复发生的深部皮肤或脏器感染 需要应用静注抗生素才能清除的感染 非常见或条件性致病菌感染 家族中有原发性免疫缺陷病病史者	生长发育停滞 缺乏淋巴结或扁桃体 皮肤病变：毛细血管扩张、出血点 皮肤丝状真菌，红斑性狼疮样皮疹 共济失调 1岁以后出现鹅口疮 口腔溃疡

一旦家长怀疑宝宝患有原发性免疫缺陷病，应及时带宝宝到医院免疫病专科就诊。医生有可能选择检测几项免疫学指标，如血清免疫球蛋

白水平、血清IgG亚类水平、血清补体水平、T细胞亚群、B细胞数量、NK细胞数量、吞噬细胞功能、细胞表面分子、拍胸片检查有无胸腺等。必要时可检测细胞因子，甚至还会采取基因检测，明确疾病基因定位。一旦确诊后，就可以开始做相应的治疗，家长懂得发病的原因将会耐心配合医生，共同帮助患儿与疾病作抗争。

四、哪些检查可帮助诊断原发性免疫缺陷病

当宝宝出现上述预警症状后，基层医生可能会把宝宝转诊到专科医院，免疫专科医生会根据宝宝的临床表现，制订相应的检查。那么哪些检查能帮助医生确定或者排除原发性免疫缺陷病呢？这些检查的意义是什么呢？

✦ 1. 血常规检测

血常规是最常见的检查。我们都知道，宝宝生病发热的时候，如果医生开了血常规化验，检验科医生会给宝宝扎手指头取血检查，这就是血常规检查。血常规是最基本的检查，不仅可以判定宝宝是否存在感染，而且还能反映很多信息，比如贫血、过敏等。那么怎么才能看懂血常规检验报告呢？血常规其实是将扎的那一滴血中所包含的细胞通过机器或者显微镜进行分类。我们知道，血液中的细胞分为三大类：白细胞、红细胞和血小板。因此，血常规检查包括白细胞（WBC）计数、红细胞（RBC）计数以及血小板（PLT）计数等。同时各个大类下面又分很多小类，尤其是白细胞，又细分为粒细胞、淋巴细胞和单核细胞。粒细胞包括中性粒细胞、嗜酸性粒细胞和嗜碱性粒细胞。

✦ 2. 血清免疫球蛋白检测

如前所述，免疫球蛋白是由抗原刺激后，B细胞转化为浆细胞后产生和分泌的，主要对抗细菌感染。外周血可检测的免疫球蛋白主要包括IgG、IgA、IgM和IgE。免疫球蛋白反映的是体液免疫的状态，不同年龄段的宝宝，其正常值范围不同。

✦ 3. 淋巴细胞亚群检测

我们可以把淋巴细胞看作一支精锐小分队，互相协作，共同对抗外敌入侵并维持机体的稳定。这支队伍中包括T细胞、B细胞和NK细胞。结合血清免疫球蛋白水平和淋巴细胞亚群可初步诊断常见的原发性免疫缺陷病。

（1）区分先天性无丙种球蛋白血症、普通变异型免疫缺陷和暂时性低丙种球蛋白血症

• X连锁无丙种球蛋白血症（XLA）：一般在6个月以后发病，主要是6个月以内有来自母体的免疫球蛋白，而且母乳喂养也可为宝宝提供一部分免疫球蛋白，因此不会出现症状。主要表现为反复细菌感染，血清免疫球蛋白（包括IgM、IgG和IgA）普遍低下，B细胞数明显降低。

• 普通变异型免疫缺陷：可发生于任何年龄，亦有成人发病，血清免疫球蛋白低下，与XLA的主要区别是B细胞数目正常。

• 婴儿暂时性低丙种球蛋白血症：多发生于2岁以内，主要表现为血清IgG降低，IgM和IgA可正常，B细胞存在。

（2）初步诊断重症联合免疫缺陷病（SCID），并确定其大致类型

当血常规淋巴细胞绝对计数<2 000个/μl时，应高度警惕SCID的可能，利用流式细胞术检测淋巴细胞亚群（$CD3^+$、$CD4^+$、$CD8^+$、$CD19^+$、$CD16/56^+$）不仅可初步诊断SCID，并且可大致确定所属类型。

五、慢性肉芽肿病和DHR123试验

临床上有很多肛周脓肿的宝宝，去疾控中心或者当地的卫生服务中心打疫苗都会让宝宝先做一个检查，这个检查就是DHR123试验。为什么肛周脓肿的宝宝非要做这个检查呢？这是为了排除一个疾病，叫作慢性肉芽肿病（CGD）。

✦ 1. 慢性肉芽肿病

慢性肉芽肿病是一组罕见的原发性免疫缺陷病，为先天性吞噬细胞

（包括中性粒细胞、单核细胞、巨噬细胞和嗜酸性粒细胞）功能缺陷的典型疾病，由于基因突变导致吞噬细胞呼吸爆发功能障碍，不能杀伤过氧化物酶阳性的细菌和真菌，以反复细菌、真菌感染及肉芽肿形成为主要临床特点，部分患儿表现为卡介苗接种后的局部淋巴结肿大或播散性结核感染。主要感染灶包括皮肤（常见肛周脓肿）、呼吸道、淋巴结、肝脏、脑和骨骼。常见病原体包括金黄色葡萄球菌、曲霉菌和肺炎克雷伯菌。另外，近些年的研究表明，慢性肉芽肿病不仅仅表现为感染，由于免疫功能紊乱，部分患儿还会出现自身免疫性疾病如炎症性肠病等。

根据美国和欧洲国家的统计数据，慢性肉芽肿病的发病率约为1/200 000～1/250 000，而实际发病率可能远远高于此。中国由于目前尚无全国范围的原发性免疫缺陷病登记制度，因此缺乏国内慢性肉芽肿病发病率的统计数据。中国人口基数如此之大，而目前国内报道的慢性肉芽肿病仅100余例，因此推测很多患儿被漏诊，或者在诊断之前即发生严重感染死亡，因此，提高医生和患儿家长对该病的认识非常必要。

约75%的慢性肉芽肿病患儿在1岁以内发病，最典型的临床表现为反复细菌和真菌感染，包括反复肺部感染、淋巴结炎、肝脓肿、骨髓炎、皮肤脓肿或蜂窝织炎等。部分患儿症状不典型，可表现为皮炎、胃肠道症状（肠梗阻或肠炎所致的便血）和生长发育迟缓。由于临床表现多样，部分患儿可被误诊为幽门狭窄、牛奶蛋白过敏或缺铁性贫血。

✦ 2. DHR123试验

以往，测定胞内超氧根释放的四氮唑蓝试验（NBT）为常用筛查方法，而近年来，二氢罗丹明（DHR）123试验方法更敏感、准确，逐渐替代NBT成为确诊慢性肉芽肿病的主要手段，并能发现轻症慢性肉芽肿病患儿和携带者。

该检查需要抽取宝宝的血液2～4 ml，同时抽取父母的样本作为对照，通过检测中性粒细胞中DHR被刺激后的荧光强度变化，来评估宝宝中性粒细胞的氧化功能。通过该检查，可初步筛选慢性肉芽肿病患儿，同时也排除了那些有肛周脓肿而不是慢性肉芽肿病的宝宝，使得他们可以及时接种疫苗。

✦ **3. 慢性肉芽肿病引起的感染性疾病**

几乎所有慢性肉芽肿病患儿均患有肺部感染，包括反复肺炎、肺门淋巴结病、脓胸及肺脓肿，主要病原体包括金黄色葡萄球菌、曲霉菌、洋葱伯克霍尔德菌以及肠道革兰阴性杆菌。皮肤脓肿和淋巴结炎也是慢性肉芽肿病常见的临床表现，主要病原为金黄色葡萄球菌，其次是各种革兰阴性菌。部分患儿可出现深部感染，如肝脓肿或骨髓炎在慢性肉芽肿病患儿中也非常常见，患儿经常表现为发热、精神萎靡和体重下降，由于感染部位隐匿，容易漏诊。由于慢性肉芽肿病感染的病原谱相对比较窄，因此可根据相关病原特点推测患儿可能患有慢性肉芽肿病。

分枝杆菌感染在慢性肉芽肿病非常常见，可表现为局部感染（感染局部反应或同侧颈部、腋下及纵隔淋巴结肿大）、局限播散（除感染局部反应外，双侧颈部、腋下及纵隔淋巴结肿大）和全身播散（除局部感染或局限播散外，出现经血行播散所致的肺结核、骨结核等）。与重症联合免疫缺陷病不同的是，慢性肉芽肿病患儿较少发生非结核分枝杆菌感染，且局部感染和局限播散较多见。

✦ **4. 慢性肉芽肿病引起的自身免疫性疾病**

由于免疫功能紊乱，部分慢性肉芽肿病患儿表现为自身免疫性疾病，最常见的是炎症性肠病，临床表现轻重不一，可仅仅表现为轻微腹泻，也可出现严重血便和消化不良，部分患儿甚至需要切除结肠。另有患儿可出现幼年特发性关节炎、牙龈炎、脉络膜视网膜炎、葡萄膜炎、肾小球肾炎或系统性红斑狼疮等。

✦ **5. 慢性肉芽肿病引起的肿瘤性疾病**

由于免疫功能紊乱，慢性肉芽肿病可发生肿瘤，多为实体瘤。

六、重症联合免疫缺陷病

重症联合免疫缺陷病（SCID）是一组罕见的原发性免疫缺陷病，由

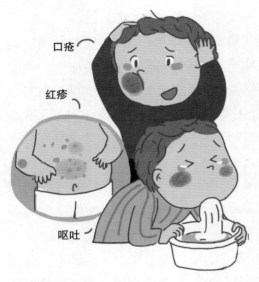

口疮

红疹

呕吐

于细胞免疫和体液免疫全面受损，患儿对细菌、真菌和病毒易感，起病年龄早，临床表现重，预后差，如果没有得到及时的诊断和治疗，大都在1岁以内死亡。

重症联合免疫缺陷病一般在2～7个月发病，早期临床表现不典型，新生儿期麻疹样皮疹可能是唯一症状，也可表现为重症感染，并同时伴有生长发育停滞。感染的特点为临床表现重、难治、反复或是条件性致病菌感染，部分患儿出现持续性腹泻。感染谱十分广泛，包括细菌、病毒和真菌。细菌感染以中耳炎、肺炎和皮肤感染多见，另外，卡介苗接种后导致的播散性结核感染也很常见。巨细胞病毒感染是最常见的机会性感染，也是T细胞缺陷的一个重要标志。真菌感染主要表现为鹅口疮，反复的真菌感染可导致喂养困难和体重减轻。

✦ 1. 需要怀疑重症联合免疫缺陷病的情况

（1）反复感染

首先依然是感染，与其他原发性免疫缺陷病相比，重症联合免疫缺陷病由于细胞免疫和体液免疫均缺陷，因此往往是致命性的重症感染，容易反复，对一般的抗生素治疗效果差，而且感染的病原体多样化，细菌、病毒和支原体都有可能，容易感染一些不常见的病原体，比如真菌、寄生虫和结核等。

（2）难以治愈的鹅口疮

鹅口疮又名雪口病、白念菌病，由真菌感染，是儿童口腔的一种常见疾病。在口腔黏膜表面形成白色斑膜，揩之不去，是白色念珠菌感染所引起，多见于婴幼儿，当婴儿营养不良或身体衰弱时可以发病。鹅口疮是免疫功能低下的表现，它在重症联合免疫缺陷病患儿中非常常见，而且容易反复，一般的制霉菌素片涂抹口腔效果欠佳。

（3）难治性腹泻

一般的腹泻，无论是病毒感染还是细菌感染，病程一般不会超过2周，而重症联合免疫缺陷病患儿的腹泻，有2个特点：① 持续时间特别长；② 对一般的治疗效果差，往往会出现脱水、酸中毒等严重的并发症，长期腹泻，严重影响宝宝的生长发育，导致宝宝营养不良。

（4）卡介苗播散

这往往是重症联合免疫缺陷病的首发症状。在国内，在婴儿出生后即接种卡介苗，这对重症联合免疫缺陷病患儿无疑是致命的。重症联合免疫缺陷病的患儿非常容易发生卡介苗播散，开始可能只是接种部位的溃烂，接着出现腋下或者颈部的淋巴结肿大，严重者引起肺结核和骨结核。如果家长发现宝宝胳膊下有莫名的肿块，摸上去硬硬的，一定要及时就诊。

（5）移植物抗宿主病

由于移植后异体供者移植物中的T淋巴细胞，经受者发动的一系列"细胞因子风暴"刺激，大大增强了其对受者抗原的免疫反应，以受者靶细胞为目标发动细胞毒攻击，其中皮肤、肝及肠道是主要的靶目标，因此主要表现为麻疹样（或狼疮样）皮疹、严重腹泻和肝、脾肿大。通俗地讲，就是重症联合免疫缺陷病患儿在接受外来的血制品（比如红细胞等）的过程中，由于红细胞中含有别人的白细胞，这些白细胞对机体的组织发动攻击，导致组织的损伤，在皮肤就出现皮疹，在消化道就表现为腹泻，同时伴有肝脏和脾脏的肿大。

（6）家族中有早夭的宝宝

由于重症联合免疫缺陷病中最常见的是X连锁隐性遗传的重症联合免疫缺陷病，因此传男不传女，即男性发病，女性携带。为什么呢？这要从遗传的角度讲起。我们知道女性的染色体是XX，而男性的染色体是XY，X连锁是指致病基因仅仅表达在X染色体上，隐性遗传的意思是，如果有两条X，即患儿为女性，只有两条上面都有致病基因才能发病，如果只有一条携带致病基因，而另外一条正常，则正常基因会掩盖住致病基因，因此不发病，仅仅是携带者。而如果只有一条X染色体，即XY，若X染色体携带致病基因，则可以发病，因为Y染色体上没有可以掩盖致病基因的基因存在，因此男性发病。如果家族中有几代人都是男孩早夭，需要高度警惕X连锁遗传性疾病的可能，应早去医院明确诊断。

怀疑重症联合免疫缺陷病的临床表现

临床表现	说　　明
感染	特点：反复、重症、难治性感染或条件性致病菌感染 病原谱：细菌、病毒、真菌、寄生虫（卡氏肺囊虫）、结核等 感染部位：肺炎、中耳炎和皮肤感染多见
鹅口疮	反复或迁延
难治性腹泻	
卡介苗播散	可表现为肺结核、淋巴结结核等
生长发育落后	
阳性家族史	家族中尤其是母亲一方有早夭的患儿，包括患儿母亲的兄弟姐妹及其子女，患儿外祖母的兄弟姐妹及其子女；父母近亲婚配
移植物抗宿主病	麻疹样（或狼疮样）皮疹、严重腹泻和肝脾肿大

✦ 2. 诊断重症联合免疫缺陷病

重症联合免疫缺陷病的诊断主要依赖实验室检查（包括血常规、血清免疫球蛋白、淋巴细胞亚群以及流式细胞术测定等）及基因检测。

✦ 3. 重症联合免疫缺陷病的治疗

（1）一般治疗

● 保护性隔离、避免接触感染源。

● 保证营养：对于喂养困难的患儿，可能需要鼻胃管喂养或肠外喂养，推荐水解配方奶粉喂养，一方面容易吸收，另一方面可保证热量供应，尤其是部分表现为肠道炎症的患儿。由于巨细胞病毒可通过母乳直接进入婴儿体内，因此在母亲和宝宝巨细胞病毒①状况不明确的情况下，不推荐母乳喂养。

- 预防性抗感染治疗：急性感染期可在治疗细菌感染的基础上，预防性治疗卡氏肺囊虫（磺胺甲噁唑）、病毒（阿昔洛韦或更昔洛韦）及真菌（氟康唑等）等。

- 静脉免疫球蛋白（IVIG）替代治疗：每次剂量为400～500 mg/kg，每2～3周输注1次。

- 定期监测：可每周监测腺病毒、EB病毒、巨细胞病毒，以期早期治疗，避免脏器功能损伤。

- 血制品输注：如前所述，重症联合免疫缺陷病患儿输血后可能出现移植物抗宿主病，病情严重者可引起多器官功能衰竭，导致患儿死亡，而且影响后续的造血干细胞移植。因此，除非出现危及生命的情况，不建议输注血制品，若需输注，血制品需经射线照光并去除白细胞，而且保证该血制品为巨细胞病毒阴性。

（2）造血干细胞移植（HSCT）

造血干细胞移植是重症联合免疫缺陷病的根治手段，但是造血干细胞移植也有一定的风险，其成功率与患儿年龄、身体一般状况、是否合并并发症，以及HLA配型（人类白细胞抗原配型）是否相合有关。由于目前国内尚未开展重症联合免疫缺陷病的新生儿筛查，大部分患儿在确诊重症联合免疫缺陷病时多存在感染，导致移植成活率不高，另外，对于急性感染期且无同胞配型的患儿，应当如何选择供体，是否行预处理都是困扰临床医生的难题。因此，造血干细胞移植可以挽救重症联合免疫缺陷病患儿的生命，重要的是一经诊断就应该立即进行造血干细胞移植，否则宝宝易出现不可逆转的感染和并发症，移植难以成功，也失去了造血干细胞移植的意义。

---

① 巨细胞病毒（CMV）是一种疱疹病毒，分布广泛，其他动物皆可遭受其感染，可引起以生殖泌尿系统、中枢神经系统和肝脏疾患为主的各系统感染，从轻微无症状感染直到严重缺陷或死亡。由于CMV感染患儿大多处于潜伏感染状态，即使CMV在体内复制活动，也多为无症状性感染。目前又无有效、安全的抗CMV药物，故对CMV感染的治疗，仍限于症状性感染时的对症处理；更昔洛韦因有骨髓抑制等毒副作用，因此只能在症状性感染时谨慎使用。——编者注

"泡泡男孩" 的故事

泡泡男孩，真名大卫·菲利浦·威特，于1971年9月21日出生在美国得克萨斯州休斯敦市的圣鲁克医院，从出生那一刻起，他就生活在一个无菌透明的塑料隔离罩中，他在塑料泡泡里度过了12年的光阴，1984年2月22日离开人世。

为什么大卫需要生活在无菌透明的塑料隔离罩中呢？因为，他患有原发性免疫缺陷病，而且是重症联合免疫缺陷病（SCID），他的体内没有任何免疫系统，没有任何抵御细菌、病毒的能力。对他来说，泡泡外面的世界充满着致命的威胁，甚至连母亲一个充满疼爱的吻或者拥抱，都可能会给他带来可怕的后果。

实际上，大卫并不是家里第一个患上SCID的宝宝。卡罗尔安和大卫·威特的第一个儿子还是婴儿时因此病夭折。卡罗尔安再次怀孕后，医生检查出又是一个男孩，并告诉她男孩有1/2的概率患有SCID，只有男孩会患上此病。但是，威特拒绝了堕胎的建议，大卫降生了。从一出生，大卫就被放在NASA工程师设计的污染隔离中心，即"泡泡"中。6岁时，大卫第一次走出了泡泡。航天局为他制做了一款特别的太空服，这样他可以在外面走和玩了。从隔离室进入到太空服里，大卫还得爬过一条隔离管道。每次大卫要装上这身衣服前，护理员们必须要完成24步的出舱连接和28步的穿衣步骤，以保证他处于无菌环境。虽然穿上太空服的过程极为复杂，但对大卫和妈妈都是值得的。1977年7月29日，他的妈妈第一次把儿子抱在手上。大卫隔着泡泡上课，努力赶上同龄的宝宝。然而，免疫学家告诉他，再过10年都不太可能有有效的疗法。但是在1983年，威特夫妇了解到有一种新的方法可以使用并非完全匹配的骨髓进行移植，并同意尝试。新任主治医生为"泡泡男孩"移植了姐姐凯瑟琳的骨髓干细胞，虽然两人的骨髓并不完全匹配。由于姐姐的骨髓中含有休眠的EB病毒，但术前检查未能发现，手术后，凯瑟琳骨髓内潜伏的致命病毒就侵入了他脆弱的身体，肆意地大量繁殖，并长出了许多淋巴瘤，医生竭尽全力为他抢救也无济于事。最终，医生放弃了治疗，把"泡泡男孩"从禁锢了他12年的"泡泡"里抱了出来。1984年2月22日，与病魔和孤独斗争了12年半的"泡泡男孩"享受着生命的尊严与自由，静静地离开了人世。

七、高 IgE 综合征

高 IgE 综合征是一种原发性免疫缺陷病，以慢性皮炎、反复金黄色葡萄球菌感染所导致的脓肿和肺炎为特征。实验室检查可见血清 IgE 水平增高，嗜酸性粒细胞增高以及其他非特异性表现。

半数以上病例发生于未满1岁的婴儿，男女均可发病。皮肤初发症状类似异位性皮炎或慢性湿疹，伴剧烈瘙痒。挠破处易发生葡萄球菌化脓性感染，表现为疖、痈及所谓复发性"寒性"葡萄球菌脓肿。头部可有毛囊炎，耳、头、口腔周围及腹股沟可有脓疱、结痂、脱屑。眼部发生睑缘炎等。易发生反复上呼吸道感染及肺炎，严重者可发生脓胸或肺脓肿。此外，常见关节过度伸展及指甲营养不良（如灰指甲）等，在年长儿还容易发生骨折。

✦ 1. 高 IgE 综合征临床表现

（1）顽固化脓性皮肤感染伴湿疹

一部分家长在照顾宝宝时常会碰到这种情况，宝宝的湿疹怎么也不好，有时候还伴有脓疱形成，去过多家医院，各种各样的中药、西药、药膏都用遍了，湿疹还是没有任何好转，并且宝宝还常常发生支气管炎、肺炎、鹅口疮等各种感染。最后只能感叹，为什么湿疹这么难控制。宝宝的湿疹顽固有没有其他原因？

如果出现这种情况，我们建议：先要明确宝宝真的是患湿疹吗？还是因其他疾病引起的湿疹样的表现？如果宝宝生后不久即出现反复的湿疹样皮炎，并且伴有脓肿形成；如果宝宝乳牙迟迟不脱落；如果宝宝常常反复感染支气管炎、肺炎时，这时就要引起家长的警惕，心里一定要打个问号。这可能不仅仅是单纯的湿疹，而有可能是一种原发性免疫缺陷病——高 IgE 综合征。

（2）皮肤表现

慢性湿疹样皮炎，但分布和性质不像异位性湿疹，系生后不久即出现的首发症状（约80%的患儿皮疹发生于出生后35天之内），呈丘疹或丘疹水疱性皮疹，边界清楚，有瘙痒。皮疹多分布于头面部、耳后及躯体伸侧面，其严重程度与季节无关，其皮疹尤其是耳周围的皮疹可终身不退。皮肤活检可见表皮有大量嗜酸性细胞浸润伴表皮白疱疹。

（3）感染特征

所有患儿均有反复严重感染史，常发生在出生后3个月以内。出生后第1天即可发生金黄色葡萄球菌感染，以金黄色葡萄球菌为致病菌的反复感染是高 IgE 血症最常见的症状。常表现为皮肤冷、脓、肿（红、肿、热、痛等炎症反应轻微），反复发作的支气管炎、肺炎，可导致肺大疱、肺脓肿、脓胸和支气管扩张等并发症。其他常见的感染有中耳炎、慢性鼻窦炎、化脓性关节炎和骨髓炎。也可见白色念珠菌所引起的黏膜部位感染如鹅口疮、指趾甲念珠菌感染所导致的指趾甲萎缩或灰指甲。其他非细菌性感染有卡氏肺囊虫感染、带状疱疹、皮肤疱疹和疱疹性角膜结膜炎等。

（4）肌肉骨骼表现

患儿常有特殊面容。颅缝早闭、乳牙脱落延迟或不脱落为本症特点。据统计约72%的高 IgE 综合征于8岁时仍有乳牙不脱落、恒牙未萌出或乳牙与恒牙同时存在，从而形成双排牙。70% ～ 90%的患儿面容粗陋、宽鼻梁、突鼻及颊部与下颌比例不称（半侧肥大）。在较大患儿中骨折也较为常见，比较少见于1岁以内的患儿，可能与承重有关。骨折常由无意识或者轻微外伤引起，常累及长骨、肋骨和骨盆，高IgE综合征患儿比较显著的特点是骨折后不易愈合，脊柱侧凸随年龄增长而加重，小年龄患儿基本看不出有脊柱侧凸。

（5）其他表现

有生长发育迟缓、骨质疏松、关节过度伸展和毛孔增大等表现。凡有上述临床表现如慢性湿疹、反复葡萄球菌感染，并且婴儿期发病，血清中IgE持续高值、白细胞趋化功能低下等均应考虑本病的可能。血清IgE水平增高和嗜酸性细胞增多为高IgE血症最有力的实验室依据。当然血清IgE增高也可见于其他疾病，如异位性皮炎、慢性活动性EB病毒感染等。

✦ 2. 实验室检查

绝大部分患儿伴有血清IgE升高，一般＞2 000 U/ml，个别患儿可高达50 000 U/ml。但IgG、IgA、IgM水平含量大多正常。患儿血沉长期增高，可能与慢性炎症有关。其他可见贫血，白细胞总数正常或升高，嗜酸性粒细胞比例增多等非特异性表现。中性粒细胞功能常表现为各种障碍，特别是趋化功能差。对抗原刺激的反应能力低下，迟发型皮肤试验多呈阴性反应。

✦ 3. 治疗

目前本病的治疗仍处于经验治疗阶段。由于高IgE综合征患儿易发生反复的细菌感染，尤其是金黄色葡萄球菌感染，因此抗金黄色葡萄球菌感染是最主要的治疗手段。干扰素γ（IFN-γ）能减少B细胞产生IgE，使IgE水平降低，而其他免疫球蛋白水平不受影响，并且IFN-γ还能改善中性粒细胞的趋化功能，目前应用较多，但是有的患儿应用IFN-γ后发生了自身免疫性血小板减少症，所以应用时还是要谨慎。严重感染时，静脉输注丙种球蛋白（IVIG）或进行血浆置换也可使感染得到较好的控制，这两种方法对于严重的湿疹也有一定的疗效。目前也有应用骨髓移植治疗高IgE的报道，但是需要注意的是，骨髓移植可以使患儿的免疫系统恢复正常，从而改善患儿的感染症状，但是并不能阻止骨折的发生。

✦ 4. 预后

本病症的远期预后尚不清楚。对能早期诊断并采取积极治疗者，感染机会少，预后相对较好，否则可因严重感染而死亡。本病还有发展为淋巴样恶性肿瘤的可能。

八、原发性免疫缺陷病的治疗

原发性免疫缺陷病是一种遗传性疾病。自1952年美国人布鲁顿发现首例原发性免疫缺陷病以来，到目前为止已经明确的原发性免疫缺陷病种类已达到300多种，并且还在以每年发现5～10种新的原发性免疫缺陷病的速度在发展。

有关原发性免疫缺陷病的发病率，世界范围内已有许多国家开展了全国范围的原发性免疫缺陷病登记，并且公布了其发病情况。由于我国尚未建立完善的原发性免疫缺陷病登记系统，故缺乏这方面的统计学数字。根据国外的资料，20世纪80年代认为其发病率约为1/10 000，但是随着科学技术的发展，对该病的认识程度提高，目前认为其发病率达到了1/5 000，在遗传性疾病中属于高发病率疾病。

原发性免疫缺陷病一般多在婴儿期和儿童期发病，但是有些类型的原发性免疫缺陷病可在较晚的年龄甚至成人期发病，大约40%的病例发病于1岁以内，40%发病于5岁以内，15%发病于16岁以内，仅5%发病于成人期。根据2017年国际免疫学会联合会公布的最新分类标准，将原发性免疫缺陷病分为九大类。从目前的临床报道来看，上述各类疾病在我国均有涉及，并且随着临床上对原发性免疫缺陷病的认识和诊断技术水平的不断提高，发现的病例日益增多，这与免疫分子生物技术的飞速发展密切相关。目前国内已能开展基因水平的原发性免疫缺陷病诊断。原发性免疫缺陷病具有高度的异质性，临床上表现从机体对微生物的易感性增加，到变态反应和自身免疫，以及淋巴组织增生和肿瘤等。

在治疗方面，在过去的20多年，静脉输注免疫球蛋白被广泛地用于原发性免疫缺陷病的治疗，但是价钱昂贵，且不能根治。而HLA配型一致的造血干细胞移植和基因治疗是治愈大多数原发性免疫缺陷唯一有效的方法。目前在发达的国家造血干细胞移植治疗原发性免疫缺陷病已被广泛的开展，我国香港特别行政区也在这方面做了许多工作。2006年，我们在国内成功实施了第一例原发性免疫缺陷病的造血干细胞移植。

在原发性免疫缺陷病中，造血干细胞移植主要应用于两个方面：淋巴系免疫缺陷，如高IgM血症、重症联合免疫缺陷病和湿疹血小板减少伴免疫缺陷综合征；髓系免疫缺陷，如慢性肉芽肿病和白细胞黏附缺陷等。因为造血干细胞移植可以挽救原发性免疫缺陷病患儿的生命，所以一经诊断就应该立即进行，否则若患儿出现不可逆的感染和并发症，移植难以成功，也失去了移植的意义。因此，许多国家将原发性免疫缺陷病患儿的造血干细胞移植作为"急诊"处理。综上所述，就我国而言，对于原发性免疫缺陷病，目前还存在着众多问题。如尚未健全全国或局部地区的筛查和登记工作；分子生物学诊断明显滞后；一些患儿因治疗费用昂贵而不能坚持规范性治疗；由于不能及时发现病例、缺乏足够的供体来源和社会的重视不够。随着我国发现的原发性免疫缺陷病的病例明显增多，必须引起社会和医学界的重视。目前国外发达国家已成立了相应的原发性免疫缺陷病的协会或组织，呼吁全社会来关心这些患儿。

原发性免疫缺陷病绝非不治之症

生病要治疗，作为一种先天性和遗传性疾病的原发性免疫缺陷病，能治疗吗？这是患儿家长们经常存在的疑问。原发性免疫缺陷病绝非"不治之症"。诚然，本病影响着人体十分重要的免疫系统，预后的确不太乐观。但随着医学的发展，一些原发性免疫缺陷病已可治愈，不能治愈的也能通过一定的医疗手段缓解患儿的病情，提高患儿的生活质量，延长生命。原发性免疫缺陷病的患儿应该得到精心的护理，包括预防和治疗感染、加强营养、改善纠正免疫缺陷等。

对患原发性免疫缺陷病的宝宝应有适当的隔离措施，在条件允许的情况下，尽可能让患儿拥有单独的房间，尽量避免暴露于感染源，一旦周围有感染者，应及时让宝宝避开。当患儿经过治疗后，能比较正常的生长发育和生活，应鼓励宝宝尽可能参加活动，与其他孩子一起在户外玩耍，加入幼托机构等，使宝宝今后具有和正常人一样的生活能力。患儿应持续给予抗生素作预防性治疗，这将有利于患儿降低因免疫缺陷而屡遭感染的风险，一旦患儿出现发热或其他感染的表现，应及时使用对病原体敏感的药物积极治疗。与一般宝宝抗感染治疗不同的是，这类宝宝需要应用偏大剂量的抗感染药物，疗程较长，有时甚至需要住院监护。此外，还可用免疫调节剂和免疫刺激剂缓解患儿的临床症状，常用维生素C、抗组胺药、左旋咪唑、细菌抗原提取物等，但是效果难以肯定。

替代治疗是对原发性免疫缺陷病的重要治疗手段，根据免疫成分缺陷的情况，缺什么补什么，可以暂时性缓解宝宝的临床症状。静脉注射免疫球蛋白（IVIG）是替代治疗的重要制剂，许多抗体缺陷病经静脉注射免疫球蛋白治疗后，症状可以完全缓解，使宝宝获得正常的生长发育。但需要注意的是，静脉注射免疫球蛋白的治疗仅限于低IgG血症，对细胞免疫缺陷是无效的。细胞免疫缺陷可用胸腺素类制剂治疗，这类制剂有调节

T细胞增殖分化的作用。对于腺苷脱氨酶（ADA）缺陷的宝宝，可以输注红细胞，因为红细胞中富含ADA，也可以将牛腺苷脱氨酶与聚乙二醇相结合（PEG-ADA）作为酶置换，可以成功治疗少数ADA缺陷的患儿。另外，还可用细胞因子治疗一些原发性免疫缺陷病，如用白细胞介素-2治疗重症联合免疫缺陷病。

免疫重建是将正常细胞或基因片段植入患儿体内，可持久地纠正免疫缺陷。这类方法包括造血干细胞移植、胸腺组织移植和基因治疗等。造血干细胞移植又包括骨髓干细胞移植、脐血干细胞移植和外周血干细胞移植，用于治疗联合免疫缺陷、吞噬细胞缺陷等疾病。上海交通大学医学院附属上海儿童医学中心于2006年对一名高IgM血症患儿和一名WAS综合征患儿进行骨髓干细胞移植并获得成功，开启我国用该法治疗原发性免疫缺陷病患儿的先例。

目前，许多原发性免疫缺陷病的突变基因已经被克隆，其突变位置也已确定，这给基因治疗奠定了良好的基础。简言之，基因治疗是将正常基因通过一定手段植入患儿体内，使其在患儿体内复制而持续存在，从而达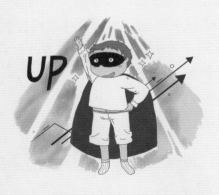到治疗目的的手段。目前这一治疗手段还处于探索和临床验证阶段，作为广泛的临床治疗手段尚需一段时日。总之，原发性免疫缺陷病的治疗发展十分迅速，部分原发性免疫缺陷病已可治愈。因此，家长们一定要有信心，帮助患儿坚持治疗，战胜病魔。

九、护理原发性免疫缺陷病的宝宝应当注意什么

　　原发性免疫缺陷病的宝宝由于免疫系统存在缺陷，因此需要特别注意卫生和饮食环境等问题，正如"泡泡男孩"一样，需要万般呵护。那么，护理这些宝宝应该注意些什么呢？

　　✦ 1. 精心照护，避免感冒

　　家长对这类宝宝的护理要特别精心，天气变化要注意及时给宝宝添减衣服，尽量使宝宝不要发生感冒，因为对于原发性免疫缺陷病的宝宝来说，一个小小的感冒都可能是致命的。流感肆虐的季节家长要尽量避免宝宝暴露于感染源，预防感染，虽不用一直生活在透明的大球里，但也最好有自己独立的房间，也不要去人多且空气流通差的地方，比如超市、商场等。如果周围有感染的小伙伴，应及时让宝宝避开，可以暂时不去幼托机构或学校。吃健康的食物，保持足够的休息，进行常规的锻炼，饭前、便后、与宠物接触后和接触公共场所物品后注意洗手，每天刷牙两次，不与其他人分享食物或饮料，咳嗽或喷嚏时用卫生纸捂住等。

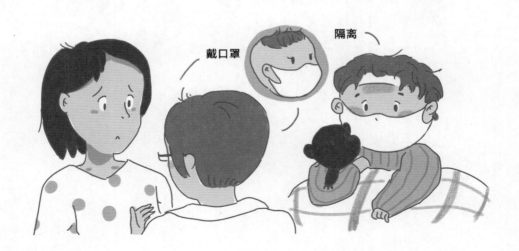

戴口罩　　隔离

✦ 2. 及时接种疫苗

计划免疫作为我国的一项基本国策，要求每个宝宝都要接受必需的免疫接种，但原发性免疫缺陷病的宝宝由于免疫系统存在缺陷，其计划免疫具有特殊性。具体来说，B细胞或T细胞免疫缺陷的宝宝均不能接受活疫苗或活菌苗（如脊髓灰质炎、麻疹、流行性腮腺炎、风疹、卡介苗）免疫，因为接种这些疫苗可能造成严重的疫苗或菌苗性感染，甚至危及生命。此外，原发性免疫缺陷宝宝还应该避免与刚接受过脊髓灰质炎病毒活疫苗接种的个体接触，因为这样也可能发生病毒感染。

✦ 3. 谨慎使用血液制品

当受者处于免疫无能或者免疫功能极度低下的状态时，如果移植物中含有足够数量的免疫活性细胞，就会导致供者的免疫活性细胞和受者的抗原起反应，导致受者机体的损伤。基于以上概念，细胞免疫缺陷宝宝就不能给予可能含有完整淋巴细胞的血液制品，有发生移植物抗宿主病（GVHD）的危险。因此，最好使用库存血，并先用X线照射使血内淋巴细胞丧失增殖的能力。血浆也需先经X线照射或冻融2～3次，破坏残留在血浆内的淋巴细胞，以防发生移植物抗宿主病。

✦ 4. 选择性IgA缺陷宝宝通常应避免使用免疫球蛋白或血浆

因为宝宝体内缺乏IgA抗体，输注含有IgA的免疫球蛋白制剂后可能产生抗IgA抗体，那么再次使用含IgA的免疫球蛋白制剂或输血就会引起严重过敏反应，甚至危及生命。如果十分必要，可给宝宝输无症状的选择性IgA缺陷的供血者或宝宝自身的贮存血。此外，宝宝输的血制品必须来自巨细胞病毒抗体阴性的供体。巨脾症的宝宝应避免剧烈运动，防止脾破裂。血小板减少症的宝宝应避免肌肉注射免疫球蛋白。宝宝接受外科手术和牙科操作时应给予抗生素。

总的来说，原发性免疫缺陷病的宝宝需要得到精心的护理，这样才能提高他们的生活质量，延长他们的生命。

十、原发性免疫缺陷病与造血干细胞移植

原发性免疫缺陷病，通俗地说就是人体的"防火墙"和"杀毒软件"被彻底破坏了。免疫系统保护着我们的机体免受外来病毒、细菌的侵害。一旦"防火墙"倒了，"杀毒软件"失灵，病毒细菌便会乘虚而入，所以容易反复感染。患此病的宝宝除了频繁感冒、得肺炎外，还有顽固的中耳炎、肛周脓肿，若不及时治疗，常引发严重的全身感染。

接受异体造血干细胞移植后，由于患儿本身存在免疫缺陷，移植后的排异反应比白血病移植后轻得多，只是在无髓期容易并发感染，但用药可以控制。

✦ 1. 什么是造血干细胞移植？

造血干细胞是指来自骨髓的一组具有能分别发育成熟形成红细胞、白细胞（包括淋巴细胞）、血小板等血液细胞的原始细胞，一般存在于骨髓中，外周血液中很少。造血干细胞移植是大剂量放、化疗后的修复治疗，利用植入别人的健康干细胞来取代患儿不健康的干细胞，重建健康的造血和免疫系统，从而得到治疗效果。

大家对造血干细胞移植的了解大多来自网络或者电视剧中的情节。20世纪70年代，有一部日本电视剧，讲述了一位医学院副教授的女儿幸子患了白血病，其同父异母哥哥光夫为其做骨髓移植的故事。2005年毕淑敏的小说《血玲珑》也讲述了类似的一个故事。卜绣文是一家公司的总经理，年近不惑，她的女儿夏早早患上了绝症——再生障碍性贫血，骨髓停止造血。为了拯救女儿的生命，卜绣文倾尽所有，包括她的金钱、时间和生命。年轻医生魏晓日对她的遭遇十分同情，并被她超凡脱俗的气质吸引。为此，他求救于自己的导师，医界泰斗钟百行先生，来挽救那个如花般的生命。钟先生制订了医疗方案"血玲珑"——让卜绣文再生一个与早早基因几乎相同的孩子，抽取他（她）的骨髓以救早

早。可见造血干细胞移植是挽救血液系统疾病的有效方法。因此，当今很多产妇在生产时，会留取新生儿的脐带血，委托医院冻存，以备不时之需。

采集造血干细胞有3个来源：骨髓、外周血、脐带。外周血采集之前必须经过一系列药物动员，使骨髓生产出大量的干细胞，而使干细胞释放到外周血，当释放的量足够时才可进行采集。其他两种途径已含有大量干细胞，不需要注射特别的药物。根据来源的不同，分别称为骨髓干细胞移植（简称为骨髓移植）、外周血造血干细胞移植、脐带血干细胞移植。

✦ 2. 不同造血干细胞移植有何优缺点？

骨髓干细胞移植、外周血造血干细胞移植、脐带血干细胞移植都属于造血干细胞移植，各有其优缺点。骨髓移植历史较悠久，所以医生在处理这种移植时一般经验较丰富，疗效较明确，供者（即提供健康干细胞的人）在采集时要经历麻醉、骨髓穿刺等痛苦，但肯定没有长期副作用和不良反应，移植效果也比较肯定。可以再次召集供者采集血液以用于进一步治疗。

脐带血移植优点很突出，其供者是胎儿分娩时的副产品——脐带，因而供者不会经历穿刺的痛苦。脐带血干细胞往往是冻存于一些机构内，所以一旦发现匹配的脐带血，短期内即可开始准备移植。脐带血干细胞移植引起的排异反应较小，如果无法找到HLA完全匹配的供者，可以用相差1～2个位点的供者，找到这种候选供者的概率增加了数十至数百倍。在冻存干细胞时，一般都已经仔细检测过传染性指标，病毒感染率较低，尤其是巨细胞病毒感染率低，就有利于提高移植后的存活率。但其缺点也比较突出：由于脐带长短、粗细是无法改变的，干细胞的采集量是有限的，所以一般脐带血比较适合儿童、体重较轻的患儿；一些遗传性疾病等到宝宝发育到某个阶段才会显露，而要全面彻底地检查脐带血是否有各种遗传异常，目前而言尚没有可能性，所以脐带血移植具有患儿可能获得遗传病的风险，因为遗传性疾病发病率极低，得这种病的风险也就很小；由于脐带血移植后排异反应的发生率与强度都较其他两种移植低，而同时抗白血病效应也相应低于其他两种移植，所以移植后白血病等肿瘤的复发危险高于其他两种。

至于外周血干细胞移植，历史较短，理论上动员骨髓的药物与人体自己生产的一种物质相同，但目前没有足够证据证明该药物没有长期副作用，迄今也没有任何长期不良反应的报道。供者不需要麻醉，适合于麻醉药过敏、惧怕穿刺的供者，采集的量充足，而且需要时可召唤供者再次采集血液以用于进一步的治疗。目前认为外周血干细胞移植术后恢复较其他两种快。长期存活率与骨髓移植相似。

✦ 3. 如何选择造血干细胞移植的供者？

自体移植采用自身的经处理的造血干细胞回输，因而不需要寻找供者。对于一般意义上的造血干细胞移植，我们指的就是异体干细胞移植，都需要寻找供者以提供健康、HLA匹配的造血干细胞。

所谓HLA，就是人类白细胞抗原，相当于白细胞上的血型，主要考虑6个指标HLA-A、B、C、DR、DQ、DP，每个指标两个数值，一共12个数值。如果供者的12个数值与患儿完全一样，称为HLA完全匹配，如果HLA完全匹配，移植后发生排异的可能性较低，发生程度较轻，患儿容易度过排异关，植入的细胞就能在患儿体内发育成正常的各种血液细胞，反之患儿无法克服这一关，就会导致移植失败甚至死亡。排异反应有患儿针对供者，也有供者细胞针对患儿，以后者为常见。脐带血干细胞移植产生的排异反应与强度较轻，因而12个指标中可以选择1～2个不相同的作为供者，也可以得到良好的结果。对于其他2种移植，最好是选择HLA完全相同的供者。在中国，有时只做HLA-A、B、DR 3个指标6个数值，对于外周血干细胞移植和骨髓移植，需要寻找HLA-A、B、DR 3个指标6个数值完全相同的供者，脐带血移植需要寻找HLA-A、B、DR 3个指标6个数值中至少4个指标相同的供者，最好其中HLA-DR是完全相同的。

寻找供者的方法最好是同胞兄弟姐妹，因为每一个同父同母的同胞均有1/4的概率与患儿HLA完全相同，父母亲有一半HLA与子女相同，如果父母亲正好有一半HLA相同（每个指标各一个数值），则父母亲也可能与宝宝完全相同。第二个途径可到骨髓库（全称为"中国造血干细胞捐献者资料库"，可去当地红十字会咨询）去寻找没有血缘关系的供者，找到的概率取决于患儿自身HLA指标是常见的还是罕见的，如是常见的，则概率高，反之则低，一般概率为1/10 000。对于儿童或体重较轻的患儿，可以去脐带血库咨询寻找，找到HLA大部分相同的脐带血的概率还是较高的，但需注意采集的脐带血中的干细胞数量是否足够（一般用CD34$^+$细胞来指代造血干细胞的数量）。

如果寻找到的供者有几个，一般挑选年轻的，男性患儿选择男性，女性患儿选择没有怀孕过的同性或男性，但因为影响移植效果的因素较多，不可一概而论，需结合其他因素综合考虑。

造血干细胞移植治疗原发性免疫缺陷病

人体免疫系统大家族里有很多"成员"，如前所述，包括淋巴细胞、单核细胞、粒细胞等。这些细胞都是由造血干细胞分化发育而来的，可以说，造血干细胞就是他们的"祖先"。原发性免疫缺陷病患儿上述几种细胞在结构或功能上有缺陷，因此，通过造血干细胞移植就有望重新生成免疫细胞，重建免疫系统。

那么，是不是所有原发性免疫缺陷病患儿都适合做造血干细胞移植呢？

答案是否定的。目前认为，造血干细胞移植主要应用于2个方面：① 淋巴系免疫缺陷，如高IgM血症、重症联合免疫缺陷病和湿疹血小板减少伴免疫缺陷综合征；② 髓系免疫缺陷，如慢性肉芽肿病和白细胞黏附缺陷等。抗体缺陷的疾病，如先天性无丙种球蛋白血症、普通变异型免疫缺陷等不适宜进行造血干细胞移植。国外的研究表明，这种类型的原发性免疫缺陷病进行造血干细胞移植后，B细胞长不出来，不能完成免疫重建。

第四章

提升宝宝免疫力有方法

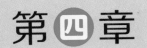

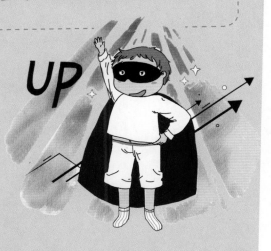

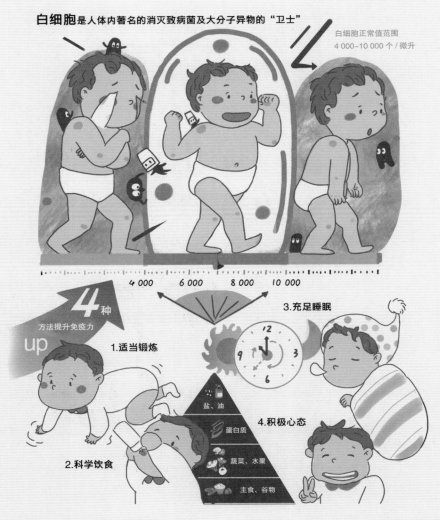

白细胞是人体内著名的消灭致病菌及大分子异物的"卫士"

白细胞正常值范围
4 000~10 000 个 / 微升

4 000　6 000　8 000　10 000

4种
方法提升免疫力
up

1.适当锻炼

2.科学饮食

3.充足睡眠

盐、油
蛋白质
蔬菜、水果
主食、谷物

4.积极心态

　　免疫力并不能仅仅用强弱这个词来评估。每个人的免疫功能只要能维护自己的机体处于一个健康状态就可以了。所以，并不是说免疫力一定要去增高才是好事，盲目提高免疫力也会出现一些问题。在不该出现免疫反应的时候，免疫力过强机体也会产生疾病。

一、免疫系统贵在平衡

免疫力是人体对各种疾病的抵抗力，作为免疫系统变化的指标主要有两大类：一是数量型指标，指的是血样中白细胞数量的变化，主要是NK细胞、T淋巴细胞和B淋巴细胞数量的变化；二是功能型指标，包括细胞免疫功能指标和体液免疫功能指标。前者指免疫细胞的活性及增殖能力的变化，后者指免疫细胞的生成物（如抗体）的产生及变化。主要的细胞免疫功能指标为NK细胞的活性、T淋巴细胞和B淋巴细胞的增殖能力等。

白细胞是人体内著名的消灭致病菌及大分子异物的"卫士"，血液中T淋巴细胞和B淋巴细胞的多少是机体免疫力强弱的重要指标。两种细胞多，机体杀灭致病菌的能力就强，少则杀伤能力弱。但白细胞的数目、功能都存在个体差异，如白细胞，正常值范围是每微升4 000～10 000个，在日常检查中我们会发现，同时给一些健康的人做检查，他们的白细胞值就存在差别，有时差别甚至会很大。但并不一定就是免疫力强的人，身体就健康，而免疫力弱的人身体就不健康。免疫力并不能仅仅用强弱这个词来评估。核心问题在于，每个人的免疫功能只要能维护自己的机体处于一个健康状态就可以了。所以，并不是说免疫力一定要去增高才是好事，盲目提高免疫力也会出现一些问题。在不该出现免疫反应的时候，免疫力过强机体也会产生疾病。

人体免疫功能是人体防御外来致病因子侵袭的主要效应机制，但当人体免疫功能超过正常水平，尤其是在免疫系统出现紊乱的情况下，免疫系统会把人体内的正常细胞当成是"外来者"而加以杀灭，因而最终可影响人体的健康，并出现各种超敏反应（又称过敏反应）和自身免疫性疾病。这种反应会引起人体对正常环境过敏和各种疾病等。

此外，目前人们还存在一些认识上的偏差，有些人过度依赖丙种球蛋白、干扰素等免疫制剂，以期提高自身免疫功能。其实免疫系统就像一个弹簧，适当地施压会使弹性更好，人体免疫系统会自动将其免疫功能调整到一个合适水平；而如果长时间施压，那么弹性就会大大降低，并出现免疫功能紊乱。因此，长期采用上述免疫制剂，虽然可使免疫功能在一定时间内维持在一个较高的水平，但这会使人体自身免疫系统的功能降低，一旦停用免疫制剂，人体的免疫功能将会受到很大影响。

因此，免疫力过低或者过高，对机体都是不利的，免疫系统贵在平衡。

二、6种方法提升宝宝免疫力

✦ 1. 母乳喂养

母乳是婴儿的最佳食品，是婴儿生长发育所需的安全完整的天然食物。其除了含有丰富的营养物质外，还含有许多具有特殊功能的分子。母乳里有免疫活性物质，包括溶菌酶、免疫球蛋白等。一般来说，外援补充蛋白质，经过消化系统就会变成氨基酸，而不再有免疫活性。但母乳比较特殊，它的免疫活性物质不会被胃液破坏，所以是带着活性到达宝宝肠道，被其身体吸收。免疫活性物质对肠道和呼吸道的作用最为明显，而新生儿出现的主要问题也就是肠道和呼吸道症状。

宝宝从母体无菌的环境中分娩出来，自身的抵抗力还没有建立，为了让他能够存活，妈妈的初乳神奇地出现了大量免疫活性物质。在满足宝宝营养需求的同时，也为宝宝建立起了第一道免疫防线。在2个星期之后的成熟乳中，尽管不再像初乳中免疫活性物质的浓度那么高，但免疫活性物质依然存在。

母乳喂养不仅能满足婴儿的体格生长发育，还能促进智力发育，有利于婴幼儿心理成长。母乳喂养的婴儿免疫发育好、抗病能力强，成年后的"三高症"（高血压、高血脂、高血糖）发生率也低。因此，推荐有条件的母亲母乳喂养至少到1岁，之后如果还能母乳喂养就继续喂，能帮助宝宝减少患某些感染性疾病的风险。

✦ 2. 科学均衡的饮食

免疫力是人类身体的一道天然屏障，人体的免疫系统是一个十分复杂的系统，它像一支军队，时刻保卫着人体的健康，它的强弱决定着人体抵御疾病入侵的能力。免疫系统也和其他物质一样，你要它保持一定的战斗力，就要科学地、不断给它补充营养。营养与免疫是紧密相连的，很多营养素具有提高免疫力的功能。营养不良会使人体的免疫功能降低，对疾病原体毫无抵抗力；丰富的营养可提高免疫力，可增强机体对疾病的抵抗。

那么，我们应该怎样通过补充营养素来提高人体的免疫力呢？其实提高免疫力并不复杂，通过日常饮食就能做到。也就是说，科学的饮食习惯，人体免疫系统就能得到充足的营养，就能很好地"工作"；反之，你的饮食习惯不够科学的话，免疫力就会下降。可见合理的营养是保证健康的重要因素。因此，我们提倡平衡膳食，每天吃的食物应该营养均衡，不能偏食、挑食，避免使身体摄取的营养失衡。

合理、均衡的营养是增强抵抗力的必备基础，在宝宝生长发育阶段如果有偏食习惯，则不利于身体器官的成熟和发育，无论是光吃荤菜还是单纯吃素都会影响宝宝身体免疫器官的成熟，从而影响他的抵抗力。

蛋白质是机体免疫防御功能的物质基础，如果宝宝日常饮食中蛋白质摄入不足，抵抗力就会下降，而且肉类食物中含有人体必需的8种氨基酸，且赖氨酸含量较高，有利于补充植物蛋白质中赖氨酸的不足。如果宝宝长期摄入动物蛋白质不足不仅会造成免疫力下降，还会缺乏维生素B_{12}、钙、铁、锌等营养元素。

不同食物中所含的微量元素都有各自的特殊生理功能，微量元素如锌、镁等的缺乏同样会减弱免疫机制，降低机体抗病能力，助长细菌感染。所以，宝宝的饮食要注意营养均衡全面。

母乳喂养是增强宝宝抵抗力既有效又简单的方法。母乳中含有丰富的免疫物质，能防止细菌、病毒侵入宝宝体内，可直接增强宝宝抵抗力；另外，母乳还含有宝宝生长所需要的营养物质。不过，随着宝宝长大，对营养的需求增加，除母乳外还应及时添加辅食，直至过渡到餐桌饮食。另外，人体内的新陈代谢都发生在液体中，适当补充水分有助于身体正常的新陈代谢。

我们身边的六大类健康食物

蛋白质

如鱼、蛋类、瘦肉和乳制品等，是维持免疫机能的主角，是构成白细胞和抗体的主要成分。优酪乳是乳制品中，可以兼顾营养与改善肠道环境的饮品。

谷物

如糙米、玉米、小麦、大豆等，含有丰富的人体必需氨基酸、多种维生素、纤维素和矿物质，能增强细胞免疫功能。

水果

如苹果、猕猴桃、杏等，含有多种维生素、微量元素和水果寡糖，帮助肠道有益菌的生长，像是为肠道铺了一层免疫地毯。

十字花科蔬菜

如花菜、白菜、包菜、萝卜等，含有大量纤维素、多种维生素和微量元素，能增强人体免疫力，并有增进食欲、帮助消化的功效。

蘑菇

如香菇、草菇、金针菇、猴头菇等，含有丰富的B族维生素，能维持细胞活力，增强人体免疫力，但应避免过度烹煮，凉拌或清炒是较好的吃法。

调味香料类

如大蒜、洋葱、姜、小茴香、丁香等，能增强T细胞的免疫活性，在人体内能起到杀灭、清除病毒和病菌的作用。

✦ 3. 充足睡眠

"健康的体魄来自睡眠"。这是科学家们新近研究后提出的观点。如果你希望宝宝健康，就必须重新认识睡眠对健康的作用，在日常生活中，切不可忽略了睡眠这个重要因素。美国佛罗里达大学的免疫学家贝里·达比教授研究小组，对睡眠与人体免疫力的关系做了一系列研究，得出的结论是：睡眠除了可以消除疲劳，使人产生新的活力外，还与提高免疫力、抵抗疾病的能力有密切关系。根据专家的研究，人每天保持7～8小时睡眠是不可缺少的，如有条件，每天辅以30分钟～1小时的午睡，将更有益于健康。

✦ 4. 适当锻炼

有规律、长期的适度锻炼能够增强身体的抵抗力。体育锻炼有益于心血管，对改善情绪、提高免疫力也有好处。然而，活动强度要适当，如果超出了平常的承受能力，就要及时调整。研究认为，心理、神经和免疫是互相联系、互相影响的。因为，显示心理状态的情绪可以影响中枢神经系统，使之发生生物化学变化，进而作用于内分泌和免疫系统。而适度运动让人愉快、振奋，使人获得良好情绪，是因为运动能促使大脑分泌一种心理"愉快素"。运动通过影响免疫系统的免疫因子，如增加非特异性免疫T细胞及B细胞的数目和能力，增加杀伤细胞的数目和能力，从而增加全身免疫功能。

季节交替、气温变化大的季节容易出现感冒、发烧症状，通常宝宝在受凉之后，就会出现流鼻涕、发烧等情况，这有可能是因为身体器官发育不完善、中枢神经系统调节功能差，所以应该适当地让宝宝接受"冷空气挑战"，锻炼宝宝适应气温变化的能力，增强身体的应急能力。日光浴、冷水澡都是不错的温度适应练习。

很多父母喜欢给宝宝穿很多衣服，其实相同环境下，只要比父母多穿一件衣服即可。过度保暖不仅会减少宝宝身体的冷暖适应锻炼，而且还有可能因为过热捂出病来。

对于婴儿及2岁以下的孩子，建议少抱，多让孩子下地玩耍，多爬，没有具体时间限制，以不影响生活为主，不要因为活动导致孩子累，影响孩子吃、喝、睡。对于2～5岁的宝宝，推荐每日60分钟的体育活动，最好是户外游戏，比如散步、玩耍、收拾玩具、跑步、骑脚踏车等。适当运动的标准是，让宝宝不会觉得疲劳，休息一晚第二天精力充沛。对于大孩子，除了每日60分钟体育活动外，还推荐每周至少进行3次高强度的身体活动，比如游泳、长跑、打篮球；3次抗阻力运动，比如俯卧撑、引体向上，同时也要避免孩子过量运动，导致疲劳。

✦ 5. 适当接触病原体

如果保护太好，孩子一点病原体都接触不到，那就像温室里的花朵，经不起风雨打击。接触不到病原体，就产生不了相应的抗体，等到上幼儿园时，同时会接触到好多种病菌，那孩子的身体肯定受不了，所以，要经常小剂量地让宝宝接触到病原体。可以经常带孩子外出接触大自然，让外界的小剂量病原刺激免疫系统产生相应的抗体，又不会生病，但是要注意，不要去人群拥挤处玩耍，以免交叉感染。

另外，需要注意的是生病早期少用药，免疫系统才能得到锻炼。孩子生病，家长都着急，恨不得有一种药，吃下去马上药到病除。其实，常见的感冒发烧，快速用药、快速治愈并不利于孩子长远的健康。如果孩子刚刚生病，就使用大量药物，病毒、细菌很快会被消灭掉，但是，免疫系统也失去了主动对来犯"敌人"防御反应的机会。"年轻的"免疫系统没有获得经验，等到下一次这种病菌再来袭时，自然也不会有针对性地对抗"措施"，孩子还是会得病。所以，生病后，早期要少用药，才能刺激整个免疫系统不断提高。让每一次生病，都成为增强免疫力的一次机会。这个道理在生活中经常被演绎为一个真实又有趣的现象：家长越是对孩子的病高度重视、积极治疗，孩子的抵抗力反而越弱，而那些反应不太敏感的家长，他们的孩子却往往不爱得病。

✦ 6. 积极心态

古人云：喜伤心，悲伤肝，思伤脾，忧伤肺，恐伤肾。喜、怒、哀、乐、思、忧、恐是人类最基本的情绪，但如果太过于强烈，都会伤及身体。心理因素包括情绪、性格、应激和人际关系等。心理因素对人体免疫系统的影响目前逐渐受到了人们的重视。目前已初步证实良好的心理因素与免疫力增强有关，不良的心理因素与免疫力降低有关，很多生理疾病是与心理因素密切相关的。心理压力大，不良情绪多，长期处于应激状态中，可导致自主神经功能紊乱，影响生理功能而产生障碍。越来越多的发现证明，积极的情绪和快乐能让免疫系统更好地工作，帮助身体抵抗疾病入侵，让宝宝少生病。可见心理状态积极或消极，会使人的免疫力产生强弱之别。中国有句老话，叫作"笑一笑、十年少"，要让宝宝健康、快乐、幸福，很重要的一条就是及时调节孩子的心态，保持情绪稳定，自觉维护心理健康。

三、增强免疫力的药物

有一些免疫调节剂对增强免疫功能是有明确效果的，比如胸腺素、干扰素、白细胞介素、免疫球蛋白、泛福舒和玉屏风颗粒等。

✦ 1. 胸腺素

胸腺素主要由胸腺上皮细胞分泌，是一种细胞免疫增强剂，具有促进淋巴细胞成熟和增强人体免疫的功能，对机体起着抗感染的保护性作用，在体外也能促进T细胞的成熟分化，加速抗体形成。

胸腺素的主要生物活性是持续诱导骨髓干细胞的前体T淋巴细胞进入胸腺，并促进胸腺T淋巴细胞分化、发育和成熟。胸腺素也能调节T细胞亚群CD4/CD8比例的平衡，并间接调节B淋巴细胞，促进成熟T细胞对抗原或其他刺激的反应。胸腺素可调节细胞免疫功能，促进T淋巴细胞转化，是免疫调节剂，对原发和继发性免疫缺陷病以及因免疫功能失调所引起的疾病和病毒性疾病等有预防和治疗作用，具有较好的抗衰老和增强体质、延年益寿的功效。

人体是一个有机的统一体，机体免疫系统保持动态平衡，这种平衡一旦被打破，就会发生免疫功能失调，如过强或低下。对免疫功能低下者应用胸腺素，可增加机体免疫功能，促进身体康复。尽管胸腺素长期应用比较安全，但也有出现严重不良反应的报道。一个健康的人，如果盲目过量使用胸腺素等增强免疫功能的药物，可促使机体免疫功能亢进，继而使机体的自身稳定状态失去平衡，最终可导致机体免疫功能紊乱，更易使人罹患各种疾病。

✦ 2. 干扰素

IFN-γ 对宿主免疫细胞，如巨噬细胞、T 细胞、B 细胞和 NK 细胞等均具有免疫调节作用。对慢性肉芽肿病患儿 IFN-γ 治疗是免疫调节和预防感染的一种有效的策略。国内外试验均证实 IFN-γ 可有效降低慢性肉芽肿病患儿感染的严重程度，并减少感染的频率，而且 IFN-γ 的效果不受慢性肉芽肿病的类型、患儿的年龄、抗生素使用等的影响。然而，在慢性肉芽肿病急性感染期，IFN-γ 的作用尚不明确。IFN-γ 预防慢性肉芽肿病患儿感染的机制目前尚不清楚。

✦ 3. 白细胞介素

白细胞介素（interleukin，IL）是由 T 淋巴细胞、单核细胞（巨噬细胞）所分泌的可溶性细胞因子，它具有非特异性发挥免疫调节、参与炎症反应等效应。目前已经命名的白细胞介素有 23 种。

白细胞介素的主要功能表现有：促使 T 细胞和 B 细胞增殖和分化；增强 NK 细胞以及单核细胞的杀伤活性；刺激造血细胞参与炎症反应；诱导抗体的产生等。其主要代表有白细胞介素-2，它是一种具有广泛生物学活性的细胞因子，能够有效地提高免疫功能，医学上已用于预防和治疗一些常规方法难以治疗的疾病，如肿瘤等。研究表明，外周 T 细胞接受抗原或有丝分裂原刺激后，可在不同分化发育阶段表达一系列白细胞介素受体（IL-R）。这些受体与相应配体（即白细胞介素）结合，可促进或诱导 T 细胞活化、增生、分化和成熟。

✦ 4. 免疫球蛋白

免疫球蛋白（immunoglobulin，Ig）是指具有抗体活性或化学结构与抗体相似的球蛋白。免疫球蛋白是抗体的同义词，亦即抗体是免疫球蛋白，但免疫球蛋白并不一定都是抗体。如骨髓瘤患儿血清中浓度异常增高的骨髓瘤蛋白，其化学结构与抗体相似，但无抗体活性，没有免疫功能，故不能称为抗体。总之，免疫球蛋白可以看作是化学结构上的概念，而抗体则是生物学功能上的概念。免疫球蛋白因应用剂量不同，对免疫系统有不同的调节作用。大剂量免疫球蛋白（每次 1 ～ 2 g/kg）一般是抑制过强的免疫应答，主要用在自身免疫性疾病方面，如免疫性血小板减少性紫癜、系统性红斑狼疮和川崎病等；而替代剂量（每次 400 ～ 600 mg/kg）的免疫球蛋白起免疫增强作用，如原发性免疫缺陷病的替代治疗。鉴于免疫球蛋白的双向作用，体内免疫球蛋白水平并不是越高越好，而在免疫球蛋白水平不低的情况下，盲目输注免疫球蛋白是不可取的。

随着牛初乳的问世，在婴幼儿食品中添加免疫球蛋白究竟是否有效成为大家关心的焦点。前面讲到，母乳是婴儿最佳的食品，尤其宝宝出生后头几天母乳喂养是极为重要的。母乳中的 IgA 等物质，具有抗感染、抑菌、杀菌的作用，但这种物质一旦经过加工就会被破坏，所以，任何奶粉都只能是接近母乳而不能完全替代母乳。牛初乳含有免疫球蛋白没错，但人和牛是两个不同物种，生的病也不同，免疫也存在差异性，只有人初乳的免疫因子才对人体产生作用，靠喝牛初乳来预防人的疾病，是不现实的。同时牛初乳酸度过高，乳清蛋白与酪蛋白比例不合适，而且其中蛋白质的含量过高，这些都是婴儿适应不了的。

另外，强大的胃酸可以破坏免疫球蛋白，影响其功能，口服免疫球蛋白不能有效改善机体免疫功能。其实合理的膳食、积极锻炼、保持良好的生活习惯都有助于增加抵抗力，我们不应该盲目依靠药物提升免疫力。只有身体虚弱，在特殊情况下为增加其抗病能力才会通过静脉注射给予免疫球蛋白，而且必须在医生的指导下进行。

✦ 5. 细菌溶解产物

泛福舒（OM85-BV）是细菌溶解产物，作为非特异性免疫调节剂使用，主要由 8 种常见呼吸道病原体的冻干溶解物构成。作为一种细菌溶解产物，泛福舒可通过调节非特异性免疫（巨噬细胞、中性粒细胞、树突状细胞以及细胞因子分泌）和特异性免疫（淋巴细胞亚群分布和免疫球蛋白生成）两方面调节机体的免疫功能。泛福舒口服后进入肠道相关的淋巴组织，从而激活黏膜局部免疫，促进 B 细胞转化为浆细胞分泌 IgA，而消化系统分泌型IgA有抑制、黏附、调整吞噬、溶菌及中和病毒的作用，具有黏膜免疫重要的防御作用。同时，淋巴细胞以及活化的树突状细胞（DC）通过肠系膜淋巴结进入血液循环，可进一步激活体内特异性免疫系统。目前，泛福舒主要用于反复呼吸道感染的预防和治疗。

人体的非特异性免疫和特异性免疫

免疫力是人体对外界的病原微生物等的防御机能，在正常情况下，它能够保证人体不受外界病原微生物的侵害。人体的免疫系统分为非特异性免疫和特异性免疫两种。非特异性免疫主要由人体的皮肤、肠胃和呼吸道黏膜完成，是人体的第一道防线，而特异性免疫是人体的主动防御体系，是人体内环境对进入的一些非人体自身存在的细菌、微生物等的鉴别和杀灭。特异性免疫主要依靠抗体，在病毒等异物进入人体后形成，但每种抗体只针对特定的病原微生物。

✦ 6. 玉屏风颗粒

玉屏风散由黄芪、白术和防风组成，最早记载于元朝朱丹溪的《丹溪心法》，为中医的经典方剂。该方剂具有益气固表止汗和免疫调节功效。目前成药玉屏风颗粒在临床常用于儿童过敏性鼻炎、支气管哮喘、反复呼吸道感染、支原体肺炎、急性肾炎、肾病综合征和湿疹等疾病，同时在传染性疾病，包括手足口病、流感和严重急性呼吸综合征等的治疗指南中也有推荐应用。

临床上，有些宝宝经常打喷嚏、流鼻涕、揉眼睛、反复咳嗽，咳嗽经常是在夜间，或者早晨起来的时候，或者运动后，而且，夜里特别容易出汗，这部分宝宝，玉屏风颗粒非常适合。另外，对于那些反复得肺炎、中耳炎、鼻窦炎的宝宝，玉屏风颗粒也具有增强免疫力的作用。

　　由于人体的免疫系统和免疫反应的复杂，因此目前还无法完全了解。所以，对于药物增强免疫力的功能，现在只是知道吃什么可以增强哪一种免疫反应，但还达不到整体增强免疫力的程度。更何况正常人体本身，各个系统处于一种复杂的动态平衡中，如果胡乱进补，非但起不到帮助的作用，还会破坏各生理系统功能的长期稳定，反而使人体处于一种不健康的状态中。

　　所以，要想获得长期的身体健康，必须在日常生活中做到均衡饮食、适量运动、规律生活、缓解压力和保持开心，这些远比花钱买药吃更有效。

四、主动免疫的有效手段：预防接种

　　疫苗是一种特殊的生物药物，它是免疫学理论和生物技术共同发展而产生的生物制品，它从防患于未然的角度免除了众多疾病包括传染病和非传染病对人类的威胁，为保障人类的健康做出了巨大的贡献。凡是通过注射或黏膜等途径接种，诱导机体产生针对特定抗原的特异性体液或细胞免疫应答，从而使机体获得免患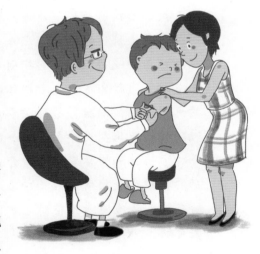该病或治疗该病能力的生物制品统称为疫苗。根据疫苗的功能，可将疫苗分为预防性疫苗和治疗性疫苗。前者以预防疾病发生为目的，主要作用于尚未患病的正常人群；后者则主要针对疾病的治疗，用于患儿。根据疫苗的制备方法，可将疫苗分为灭活疫苗、减毒活疫苗、亚单位疫苗、载体疫苗和基因疫苗等。根据疫苗研究和发展的阶段，可将疫苗分为第一代疫苗、第二代疫苗和第三代疫苗。第一代疫苗以大量微生物的发现为基础，包括灭活疫苗和减毒活疫苗；第二代疫苗是基因操作和生物工程技术发展的结果，主要包括基因工程疫苗和亚单位疫苗；第三代疫苗以20世纪90年代初建立的基因免疫技术为其核心技术，主要是指基因疫苗。

注射疫苗是提高抵抗力非常有效的一种方法。我们的身体在受到外来病原体的刺激后会产生抗体，注射疫苗的原理就是利用人体免疫系统的这个特性，将病原体加以修饰后使它不具有伤害性，通过不同的接种方法进入人体内，这样我们的身体就会产生有效的免疫反应，对特定的微生物具有辨识能力，下次再遇到这些微生物时就可以立即消灭而不受其感染，达到预防的目的。

关于减毒活疫苗

减毒活疫苗是通过物理、化学或生物等不同的方法，将病原体的毒性即致病性减弱或丧失后获得的一种由完整的微生物组成的疫苗制品。它能引发机体轻微的感染但不发生临床症状，同时又足以刺激机体的免疫系统产生针对该病原体的免疫反应，以后再遇到该病原体时，能保护机体不患病或减轻临床症状。世界上第一个用于人体的减毒活疫苗是1909年由卡梅特和格林发明的卡介苗。现在用活疫苗预防儿童疾病的常规免疫接种已经十分成功，麻疹、腮腺炎、风疹、脊髓灰质炎等减毒活疫苗对儿童传染病的预防和控制做出了重大贡献。

✦ 1. 疫苗是如何抵抗病原体预防感染的？

病原体侵入人体时，就会刺激身体的免疫系统产生抵抗这种细菌的物质，这些物质包括被称为抗体或杀伤性T淋巴细胞的免疫成分。感染结束或疾病痊愈后，这种特异性的抗体或杀伤性T淋巴细胞可较长时间存留在体内，如果遇到这种细菌再次侵入人体时，人体就有足够的抵抗力去消灭他们，因而不发病或发病症状很轻。疫苗就是根据这个道理人为地进行疾病预防的。自疫苗诞生以来，疫苗免疫接种成功地预防了许多疾病的发生。疫苗是一种药物，但与一般药物不同，疫苗本身并不直接杀灭病原微生物，而且大多数经典疫苗的本质就是病原微生物或病原微生物的组成成分。疫苗抵抗病原体入侵主要是通过激发机体本身的抗病原体的免疫力。疫苗可让人体的免疫系统"认识"病原体，随后诱生针对该病原体的免疫反应，产生抗体、细胞因子或杀伤性的T淋巴细胞。当有病原体入侵时，疫苗诱生的这些免疫应答产物就可迅速地动员起来消灭入侵的病原体。

✦ 2. 接种疫苗后，能预防所有疾病吗？

疫苗广泛应用和大规模人群接种，已有效地控制许多疾病的发生和流行，例如曾经令人谈之色变的天花病毒感染，在20世纪70年代被彻底根除；结核病、乙肝和脊髓灰质炎等疾病也被成功控制。但是，疫苗绝不是万灵药，尽管越来越多的针对细菌、病毒、寄生虫和毒素的疫苗被开发出来，还是有更多的新现疾病和再现疾病不断困扰着人类。另外，一些已知的病原体也不断地改变（变异）自己，以逃避疫苗的作用，比如至今还没有针对流感的有效疫苗。即使一个成功的疫苗，由于生物个体的差异，也并非所有的人对疫苗的反应都一致。因此，疫苗不能预防所有的疾病。

✦ 3. 原发性免疫缺陷病患儿接种疫苗需谨慎

原发性免疫缺陷病患儿进行预防接种，需要遵循一定的原则：① 原发性免疫缺陷病患儿接种灭活疫苗基本是安全的，但不推荐接种活疫苗；② 对于接受正规免疫球蛋白（IVIG）替代治疗的原发性免疫缺陷病患儿，一般不再需要接种疫苗；③ 原发性免疫缺陷病患儿免疫接种前建议咨询临床免疫学专家，以便根据原发性免疫缺陷病分类标准明确诊断后再做疫苗接种决定。以下问题需特别注意。

（1）B细胞缺陷

B细胞缺陷包括先天性无丙种球蛋白血症和常见变异型免疫缺陷等疾

病。这些疾病的患儿不能服用脊髓灰质炎病毒减毒活疫苗，即糖丸。因为抗体在抗脊髓灰质炎病毒的感染中具有重要作用，抗体产生缺陷的宝宝在服用活疫苗后，病毒会在肠道繁殖，然后经血液循环进入中枢神经系统，导致脊髓灰质炎。此外，患儿还应该避免与刚接种过脊髓灰质炎病毒活疫苗的个体接触，因为刚接种过脊髓灰质炎病毒活疫苗的个体肠道可排除病毒，如果卫生注意不当可能造成病毒的间接感染。还需要注意的是，由于这些疾病的患儿不能控制病毒在肠道内的繁殖，可成为潜在的病毒传染源，从理论上讲也会造成脊髓灰质炎病毒在人群中传播。B细胞缺陷的患儿可以接受其他类型的疫苗接种。

（2）T细胞缺陷

由于T细胞是对抗病毒感染和胞内菌感染的主要免疫细胞，如果疫苗接种不当，可造成致死性感染。因此T细胞缺陷的患儿严禁接种减毒活疫苗，如卡介苗、脊髓灰质炎减毒活疫苗、麻疹、腮腺炎和风疹联合病毒活疫苗、水痘疫苗等，而只能接种灭活的疫苗。

（3）吞噬细胞缺陷

吞噬细胞构成了宿主抗细菌和霉菌感染的第一条防线，吞噬细胞缺陷主要包括慢性肉芽肿病和白细胞黏附分子缺陷。这类疾病患儿严禁接种卡介苗。

（4）其他原发性免疫缺陷

干扰素-γ和IL-12是宿主抗细胞内细菌感染的主要效应性细胞因子，因此干扰素-γ受体缺陷、IL-12和IL-12受体缺陷的患儿严禁接种卡介苗，否则会造成卡介苗接种引起的播散性感染。

（5）其他原因造成的免疫功能低下

对有艾滋病症状的患儿通常不应该接种减毒活疫苗，通常推荐用灭活的疫苗。如果没有严重的免疫抑制症状，可接种麻腮风联合疫苗。对血清检测人类免疫缺陷病毒（HIV）感染阳性，但没有临床症状的患儿，除了用灭活的脊髓灰质炎疫苗替代减毒的脊髓灰质炎疫苗外，应按计划免疫程序接种。长期接受免疫抑制药物（如糖皮质激素、抗肿瘤药物等）治疗的患儿对预防接种可产生异常的反应，因此，对于短期接受免疫抑制剂治疗的患儿，可延迟至治疗终止后进行预防接种，对于接受长期免疫抑制治疗的患儿则不能接种活的疫苗，但可接种灭活的疫苗。

此外，免疫功能低下还可能造成疫苗接种失败，如湿疹血小板减少伴免疫缺陷的患儿接种多糖类疫苗（如百白破疫苗、B型嗜血流感杆菌疫苗）后，不产生或仅产生少量特异性抗体。总之，如果家长怀疑宝宝免疫功能低下时，要向免疫专科医生咨询，谨慎接种疫苗。

肛周脓肿的宝宝接种疫苗需注意

曾经有免疫缺陷的宝宝在接种卡介苗后，出现了卡介苗播散，最终导致孩子死亡。医生追问病史，宝宝既往曾有反复肛周脓肿的病史，而肛周脓肿可能是吞噬细胞功能异常的一个表现，该患儿最终诊断为慢性肉芽肿病。应当说，原发性免疫缺陷病虽然发病率不低，但仍属于罕见病。家长也不用过度担心，临床上发生肛周脓肿的宝宝80%以上免疫功能都是正常的，但是为了安全起见，建议这部分患儿还是到医院筛查一下免疫功能，再去接种疫苗，以避免疫苗的不良反应。

五、益生菌提高免疫力的作用

在妈妈肚子里的时候，宝宝体内是没有细菌的。出生以后，宝宝有2个途径可以接触到细菌：自然分娩时在妈妈产道内接触的一些细菌，这些细菌会被孩子吞进消化道里；母乳喂养的过程中，妈妈的乳头、乳头周围皮肤和乳管内的细菌会随着母乳喂养过程被孩子吃进肚子。母乳喂养中的细菌是以厌氧菌为主的细菌，到了无氧的肠道环境中不断繁殖，很快就在肠道内形成一层保护膜。可见，自然分娩、母乳喂养能够让孩

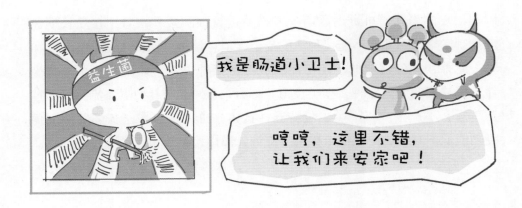

子的肠道菌群早早建立，能促进宝宝免疫系统的成熟。肠道内的正常细菌能帮助消化吸收食物中的营养物质，保护肠道黏膜免受致病菌的侵袭，抑制致病菌在胃肠内过度繁殖，避免疾病的发生，是有益菌。

肠道双歧杆菌和乳酸杆菌等益生菌群具有广谱的免疫原性，能刺激负责人体免疫的淋巴细胞分裂繁殖，还能调动非特异性免疫系统，吃掉各种可致病的外来微生物，产生多种抗体，从而提高人体免疫能力。

为什么益生菌可以提高免疫力呢？主要是宝宝肠道菌群极其容易受外来因素的影响，导致菌群失调，如饮食或者滥用抗生素等。

在自然界，只要符合其生存条件，各种微生物可以说是无所不在、无孔不入。因此，健康人的体表和与外界相通的口腔、消化道、呼吸道及泌尿生殖道等部位都寄生着大量的微生物。据统计，人体表和肠道定居着10^{14}个细菌，其数量相当于人体细胞的10倍。它们中有些是致病菌，但更多的是非致病菌或条件致病菌。当人体免疫功能正常时，它们对人体是无害的，不但不致病，反而会产生某些有益营养物质、拮抗致病菌、激活免疫等方面对人体起着重要的生理作用，称之为"正常菌群"。

正常情况下，正常菌群中各菌种之间以及正常菌群和人体之间，保持良好的协同和相互制约作用，即维持一定的生态平衡。但在某些因素的影响下，在原生态环境内正常微生物群发生种类、总菌数及相互比例的异常变化，称为菌群失调。轻度的菌群失调，仅在检查细菌的数量上发现变化，而临床上往往没有表现或只有轻微反应，可不加治疗，通过机体调节作用即可自然恢复。而严重的失调，将会引起临床上多种慢性疾病，如慢性肠炎、慢性肾盂肾炎、慢性口腔炎、咽炎、肺炎等，甚至有的因败血症而导致死亡，这时，可通过补充益生菌达到调节菌群平衡的作用。

如果感觉宝宝最近一段时间经常生病，可以服用一些益生菌制剂，情况好转的时候停止。1岁以内的宝宝不建议用喝酸奶的方式来补充益生菌。

在此，需要强调的是：并非所有益生菌都具有免疫调节的作用，只有某些特定菌株才具有此功效，具体需咨询专科医师。

六、提高免疫力，试试小儿推拿

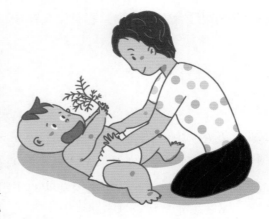

宝宝的免疫力相对不成熟，容易感冒咳嗽，且往往需要很长的时间才能痊愈，不管是吃药还是打针，孩子都难以很好地配合，这该怎么办？家长不妨试试小儿推拿。

小儿推拿是建立在祖国医学整体观念的基础上，以阴阳五行、脏腑经络等学说为理论指导，运用各种手法刺激穴位，使经络通畅、气血流通，以达到调节脏腑功能、治病保健目的的一种方法。

小儿推拿历史源远流长，早在1973年湖南长沙马王堆三号汉墓出土的我国现知最古老的医学帛书《五十二病方》中，就有运用推拿治疗儿科疾病的记载。按摩学盛于隋唐，儿科学形成于宋朝，按摩学和儿科学的成熟，为小儿推拿学的形成奠定了基础，于明代形成了小儿推拿独特的治疗体系。明代是小儿推拿发展历史中的一个鼎盛时期，至清代小儿推拿又有了新的发展。

小儿推拿的穴位有点状穴、线状穴、面状穴等，操作方法上强调轻快柔和、平稳着实，注重补泻手法和操作程序，对常见病、多发病均有较好疗效，对消化道病症疗效尤佳，广泛应用于小儿泄泻、呕吐、食积、厌食、便秘、腹痛、脱肛、感冒、咳嗽、哮喘、发热、遗尿、夜啼、肌性斜颈、落枕和惊风等疾病。

小儿推拿对小儿强身防病的作用，主要体现在2个方面：① 未病先防，通过按摩，使小儿经络通畅、气血调和、正气充足，从而起到未病先防的功效；② 防病传变，小儿得病后传变较快，容易发生危急状态，而推拿可以起到防止传变以及发生危急病症的作用。

由于小儿推拿需要辨证，首次建议在医院就诊，经过医师的指导后，接下来可在家中完成。小儿推拿中有一种操作手法，称为"捏脊"。捏脊疗法可提升正气，增强免疫力，促进经络气血循环，加快生长发育，调节脏腑阴阳，改善小儿体质。该手法简便易学，适用广泛且疗效确切，所以非常适合家长自学，在日常生活中帮助宝宝强身健体。

七、艾灸的神奇作用

艾灸，中医针灸疗法中的灸法，点燃用艾叶制成的艾炷、艾条，熏烤人体的穴位以达到保健治病的一种自然疗法。艾灸通过局部刺激，起到行气、通经活络、调节免疫功能的作用。

那么，儿童适合艾灸吗？

中医认为，儿童生理特点为脏腑娇嫩、形气未充，是说儿童的脏腑娇嫩，五脏六腑的形与气皆属不足，表现出肺脏娇嫩、脾常不足、肾常虚的特点。艾灸与免疫功能有内在联系，可调整和增强机体的免疫功能，对体液免疫和细胞免疫具有良性调整作用。

首先，艾灸通过其温热刺激引起生理性的炎症反应，具有维持机体稳定的作用。艾灸对各期炎症，尤其是中后期炎症有明显的抗炎作用，在持续施灸过程中能刺激多种酶的活性，使血液中白细胞、淋巴细胞、血红蛋白含量增加并长期维持，从而增强免疫功能。

其次，艾灸时的红外线辐射既可以增强细胞的吞噬功能、改善血液循环、消除肉芽水肿，又可为机体细胞代谢活动、免疫功能提供必要的能量，也能为能量缺乏的病态细胞提供活化能，从而进一步调整机体的免疫功能和神经功能，促进疾病的康复。

最后，施灸时可以调整神经-内分泌-免疫网络，刺激某些脏器或激活有关细胞释放出免疫物质，调节机体免疫功能，发挥综合调节作用。

艾灸作为一种中医绿色疗法，在调节免疫功能方面有着独特的优势。灸疗的作用是温热作用、药物作用与腧穴（穴位）的特殊作用相结合而产生的一种综合效应。艾灸对机体是一种温热的良性刺激，借助艾火的穿透力和辐射作用，通过穴位、经络的传导来调整儿童机体功能，促进新陈代谢及血液循环，调整内分泌，提高机体免疫能力和防病能力，从而达到"通十二经，入三阴，理气血，治百病"的作用。

我国早有"上工治未病"的思想，在平时注重调节儿童机体免疫力，以达到少生疾病、不生疾病的目的。艾灸不仅能够预防反复上呼吸道感染，也能够促进儿童生长发育，防止疾病的发生。由于儿童对服汤药、针刺都比较排斥，而灸法则简便、经济、安全，避免了针刺、服药之苦，家长和儿童都能够接受。

八、手术后预防感染

✦ 1. 脾切除术后

如前所述，脾脏是机体重要的外周免疫器官之一，但在某些特殊情况下，却不得不将其切除。现临床上主要用于3类情况：① 治疗门脉高压症引起的脾功能亢进和许多血液系统疾病，如血小板减少性紫癜、遗传性球形红细胞增多症、地中海贫血等；② 脾外伤破裂；③ 为了其他手术操作的方便，如做全胃切除或胰体尾部切除时附加切除脾脏。

事实上，把脾脏视为"无用之物"已有三四百年的历史了，加上脾组织脆弱，缝合容易撕裂，修补和部分切除术后都有再出血的危险，不如脾切除术操作容易而又安全。这样，脾脏被认为是一个无用器官，可随便切除而无碍于人的健康。但是，在之后的临床实践中，人们渐渐发现，很多患儿在脾切除术后发生了极端严重的感染。

脾切除术后凶险感染是一种极端严重的全身性败血症，可以在切脾术后不同时期内发生。典型症状是突然起病，来势凶猛，骤然畏寒高热、恶心、呕吐、头痛、腹泻、全身疲弱无力，病情进展极快，并迅速出现昏迷。皮肤可有无数小瘀斑，出现明显酸中毒、休克，可在发病数小时内死亡。最常见的病原体是肺炎链球菌，其次是脑膜炎双球菌、流感嗜血杆菌，也有大肠杆菌、金黄色葡萄球菌等。脾切除术后凶险感染的死亡率高达50% ～ 75%，应引起高度重视。

为什么脾脏切除后会出现如此严重的感染呢？这主要与脾脏的功能有关，前面讲到脾脏的滤过功能，与抗感染相关的功能主要表现为：① 脾脏是人体最大的外周免疫器官，有着丰富的淋巴细胞、巨噬细胞、树突状细胞和NK细胞；② 能从循环血流中清除颗粒抗原和感染病原体；③ 脾有特别多的B细胞，能转化为浆细胞，产生多种免疫球蛋白；④ 脾脏能合成多种激素和淋巴因子，在调理、杀伤、灭菌的免疫抗炎过程中发挥巨大作用。脾脏一旦切除，上述功能消失，便容易发生重症感染。

一旦发生脾切除术后凶险感染，应当如何治疗呢？脾切除术后凶险感染的抢救要点在于及早开始治疗、严密监测病情和清除感染灶。无脾者一旦发烧超过39℃，便要考虑是脾切除术后凶险感染的先兆。治疗方案是综合性的，包括禁食、输液、静脉营养、镇静和吸氧等。核心治疗方法是给予糖皮质激素、广谱抗生素和肝素，必要时使用丙球支持治疗。

那么，如何预防脾切除术后凶险感染的发生呢？脾切除术后凶险感染的预防方法主要包括：

• 长期口服青霉素：儿童每天口服长效青霉素，5岁以前不停药，至少口服至10岁。无脾者在做免疫抑制治疗或放疗时亦应口服青霉素。

• 接种疫苗：主要是肺炎链球菌疫苗，2岁以下建议接种13价肺炎链球菌结合疫苗，2岁以上可接种23价肺炎链球菌多糖疫苗。

另外，开展保留性脾脏切除手术以代替脾外伤时做全脾切除术，对于防止脾切除术后凶险感染有重要意义。

　　✦ 2. 扁桃体和腺样体切除术后

　　前面讲到，腺样体（咽扁桃体）和腭扁桃体位于呼吸道及消化道的入口处，它们作为次级淋巴器官，参与黏膜相关淋巴组织的构成，是咽淋巴环的重要组成部分，发挥体液免疫与细胞免疫的双重作用，是宿主抵御食物和空气中的外源性微生物及其他抗原物质的第一道防线。

　　扁桃体和/或腺样体切除术是治疗慢性扁桃体炎、阻塞性睡眠呼吸暂停低通气综合征、扁桃体源性疾病和其他扁桃体疾病的有效措施。由于扁桃体和腺样体参与儿童免疫防御机制，扁桃体和腺样体的切除是否会导致患儿术后免疫功能下降，一直是家长们关注的焦点。

　　腺样体和扁桃体在儿童期起着比成年期更重要的免疫防御作用，因而有学者提出扁桃体和/或腺样体的切除可能损伤机体免疫完整性或降低机体的免疫活力，对该手术持否定或十分慎重的态度。但近年来越来越多的临床试验证明，扁桃体和/或腺样体切除术不会造成免疫系统的损害，对患儿的免疫功能并无明显影响。虽然，扁桃体切除术后患儿短期内免疫指标可能发生轻度下降，这种改变并无临床意义，机体其他的黏膜相关淋巴组织能够对切除的扁桃体及腺样体进行代偿。另外，随着时间的推移，宝宝的免疫系统也在逐渐成熟，机体免疫指标也会逐渐趋向正常。

　　因此，宝宝扁桃体和腺样体切除后，虽然不必过分担心免疫功能下降的问题，但是，短期内仍然需要注意预防感染，那么，应当如何预防呢？

　　• 出手术室后要注意是否有创面出血。要督促宝宝将口腔内的东西都吐出来，不要咽下去。可以让宝宝将口中唾液等吐在清洁手纸上再扔进塑料袋，这样可随时发现出血。如果发现痰中带一点血丝属正常现象，不必惊慌，但如果有鲜红色痰或吐血必须马上进行止血治疗。术后5小时内最容易发生出血，所以这段时间内家属需密切注意宝宝的吐出物。

　　• 严格遵守医嘱。术后2天内进食流质，7天内进食半流质，不要提早吃硬的食物。因术后创面暴露在口腔，硬食物易擦破创面引起出血。

- 注意休息。2周内不要做较重的体力活动，也不要用力屏气，以防血管破裂引起出血。另外，经历了扁桃体切除手术，术后往往感到有些疼痛，有些孩子会因此而不敢进食。这时家属要鼓励孩子进食，以加快愈合过程。

- 注意口腔清洁，防止感染。术后1～2天可以看到创面上有一层白色的膜，不要担心，这是纤维蛋白膜，属正常现象。每天可以用1∶5 000呋喃西林溶液轻轻含漱清洁口腔，维护白膜健康生长，有助于创面早日愈合。

总之，扁桃体切除手术虽小，术后也要认真对待，避免发生感染。

✦ 3. 造血干细胞移植后

造血干细胞移植术后的患儿，由于移植后在一段时期内，免疫系统尚未重建，因此，术后一段时间内患儿的免疫力较低，对外界致病源抵抗力差，导致出现感染的概率较大，尤其是移植后粒细胞缺乏期是早期感染的高发期，口咽部、消化道、肛周和会阴部等的清洁和抗菌是积极预防和治疗感染的关键。因此，移植术后感染的预防尤为重要。

那么，为什么造血干细胞移植后容易感染呢？

造血干细胞移植后患儿感染与多种因素有关：

- 在移植后早期，患儿骨髓造血功能尚未恢复，粒细胞缺乏，抵抗细菌、病毒的能力较弱。

- 移植前大剂量的化疗、放疗会使黏膜损坏，中心静脉置管使皮肤完整性受损，预防外界感染的物理屏障受损，细菌、病毒等微生物容易入侵患儿体内。

- 移植后免疫抑制剂的使用，对患儿免疫功能进一步损伤。

移植后早期一般是住在层流洁净病房里的，医护人员会帮助宝宝做好感染的预防，包括：①空气层流洁净病房的应用；②患儿体表的无菌化处理；③患儿肠道净化；④医护人员自身净化；⑤系统的微生物监测等。

那么，宝宝出院后，又当如何预防感染呢？

首先是饮食方面：

- 养成良好的饮食习惯，注意饮食均衡适量，不可暴饮暴食。

- 饮食宜清淡、少油，选择质软、易消化吸收的食物；食物要新鲜、清洁、煮熟为主要烹调原则。

- 优质蛋白质饮食，如瘦肉、蛋类、奶制品等优质蛋白质。

- 膳食中应包括富含维生素的食物，尤其是B族维生素和维生素C。

- 多吃富含铁的食物，例如动物肝脏、菠菜、小排骨、瘦肉、苹果、葡萄等。

其次是日常护理方面：

- 保持居住环境清洁卫生，空气新鲜、流通，阳光充足的单人房间最适宜。

- 注意个人卫生，尽量避免与宠物的过多接触，防止抓挠引起感染；同时患儿家属也应该勤洗手，保证手部清洁干净。

- 外出时注意保暖、戴口罩，少去人流量较大的场所活动，预防交叉感染。

- 保证充足的睡眠，在机体可耐受的情况下适当运动，提高机体免疫力。

- 当出现发热、咳嗽、咳痰、流鼻涕、腹痛、腹泻，以及尿频、尿急、尿痛时，需要警惕孩子是否有呼吸道、消化道及泌尿系统感染，当症状频繁出现时应及时就医，正确处理，防止感染进一步加重，造成严重的后果。